W0311912

MON CAHIER VENTRE PLAT

TONIFIEZ VOS ABDOS ET AFFINEZ VOTRE SILHOUETTE !

FRANCE CARP

ILLUSTRATIONS ISABELLE MAROGER

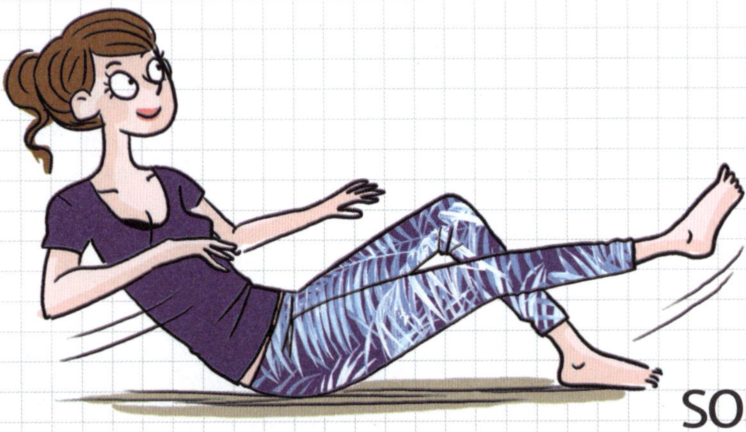

SOLAR EDITIONS

SOMMAIRE

Introduction

En lisant ce titre prometteur, vous vous demandez : est-ce vraiment possible ?

Oui, c'est possible !

Mais mettons-nous d'accord sur l'idée que nous nous faisons d'un « ventre plat » et d'une « silhouette sexy ». Je vous donne la mienne : un ventre plat c'est celui qui correspond à votre corps avant qu'il ne s'enrobe de quelques kilos en trop et d'un petit bidon disgracieux. Les femmes ont d'ailleurs bien des excuses ! Notre vie est parsemée d'étapes qui s'expriment sur notre ventre : grossesses, ménopause... pas toujours facile de garder des abdos en béton après de telles aventures qui transforment notre corps. Mêmes les plus minces ne sont pas épargnées...

Mais attention, un ventre plat, ce n'est pas forcément le ventre musclé des athlètes qui n'ont pas le moindre gramme de gras. Ce sont plutôt des rondeurs fermes ou une finesse naturelle dans lesquelles nous nous sentons nous-même, dans toute notre vitalité et notre féminité.

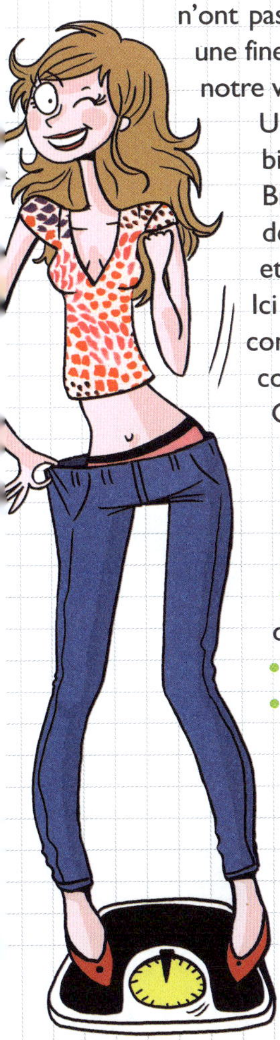

Un ventre plat, ce sont aussi des abdominaux plus musclés qui protègent bien les organes et permettent à notre dos de ne pas être douloureux. Bref, c'est un atout pour avoir confiance en soi ! Vous avez donc raison de vouloir chouchouter votre ventre et de lui rendre toute sa tonicité et sa fermeté.

Ici pas de fausses promesses, du bon sens et une foule de nouvelles connaissances qui seront des outils très utiles pour devenir votre propre coach minceur !

Grâce à ce cahier spécial « ventre plat » qui conjugue chaque semaine un objectif physique et un objectif nutrition, vous trouverez toutes les pistes, les conseils et les astuces pour :

- Réaliser facilement des exercices de gym qui tonifient les muscles et galbent votre ventre.
- Ne pas vous décourager et avancer progressivement grâce à des avis d'experts.
- Contourner vos mauvaises habitudes alimentaires.
- Repartir avec des ruses de guerre contre les kilos en trop !

Il ne reste plus qu'à compter sur vous pour mener à bien ce programme, semaine après semaine avec des objectifs raisonnables, des craquages acceptables et une motivation inébranlable ! Dans ces conditions, dans 30 jours, vous verrez que votre ventre aura retrouvé toute sa fermeté, votre corps un joli galbe, et que ce nouveau mode de vie ne vous quittera plus !

France Carp

Mes objectifs « ventre plat »

Je veux un ventre plat, des abdos tonifiés, une belle silhouette, oui mais…
Toutes, nous sommes motivées pour perdre les quelques kilos qui plombent notre tour de taille et faire plus attention à avoir une alimentation saine et équilibrée. Mais aussi, nous prendre en main pour commencer les séances d'exercices qui vont réveiller nos muscles et leur donner du nerf. Mais... il y a toujours un petit « mais » qui a la peau dur et qui nous empêche de nous lancer dans notre conquête pour une taille fine et une jolie silhouette.
Mieux cerner vos réticences et vos freins, vos petites faiblesses, c'est déjà faire un grand pas en avant !
En reconnaissant vos petits défauts face à la mise en place de votre programme de remise en forme, vous pourrez les repérer et les empêcher de prendre le dessus sur votre motivation. À force de les tenir à distance, ils vont bien finir par s'effacer et vous laisser le champ libre !

Mon âge ....21 ans........................

Ma taille ....1,65........................

Mon poids ....78 kilos....................

Mon tour de taille ....

Mon tour de hanche ....

Ma taille de pantalon ....38-40..............

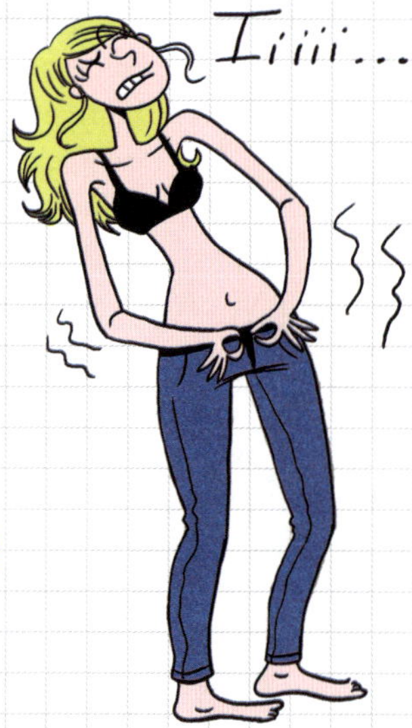

Quelles sont mes motivations pour affiner ma taille ?

Exemple : être à nouveau l'aise dans mon jean taille 38, choisir sans complexe cette petite robe cintrée et ce bikini si craquant pour l'été, apprendre à mieux manger et stabiliser mon poids…

....

....

....

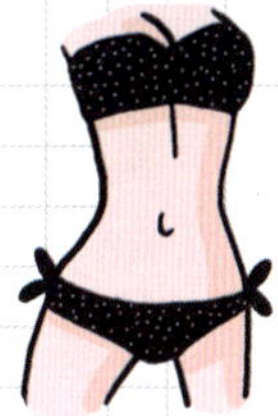

Test : quel est mon profil minceur ?

Répondez très spontanément à ces 6 questions qui déterminent votre profil minceur. Attention, une seule réponse par question !

Le sport, pour vous, c'est…

- ■ L'envie irrépressible de me ruer sur le frigo, juste après.
- ● L'impossibilité d'y aller entre midi et deux, je n'ai pas le temps.
- ▲ Devoir montrer mon corps bien trop rond.
- ◆ Un bon moyen pour me défouler et penser à autre chose.

Une fille mince…

- ■ Elle ne mange pas à tort et à travers.
- ● Elle mange, en toute circonstance, des repas équilibrés.
- ▲ Elle se sent bien dans sa peau et le montre.
- ◆ Elle contrôle ses émotions et son stress.

Vous diriez de votre frigo…

- ■ Qu'il est anarchique, pas très organisé.
- ● Qu'il est souvent vide ! Je mange dehors !
- ▲ Qu'il est comme moi bien rempli dans le tiroir du bas !
- ◆ Qu'il est à l'image de mon humeur.

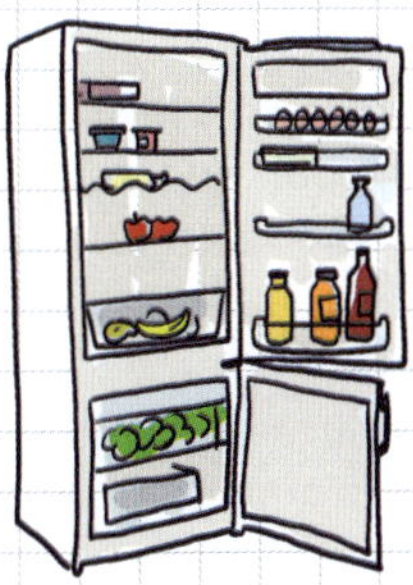

Dîner au restaurant, c'est…

- ■ Être obligée de s'asseoir pour manger.
- ● Entrée + plat + dessert, un dîner de boulot au rythme des clients.
- ▲ Le meilleur moyen de culpabiliser demain sur la balance !
- ◆ Se détendre entre amis.

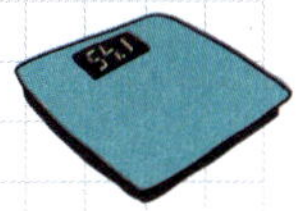

Une semaine en thalasso…

- ■ Des horaires précis pour les repas.
- ● S'occuper uniquement de moi !
- ▲ Côtoyer des femmes qui sont en surpoids, comme moi.
- ◆ Oublier mes soucis à la porte.

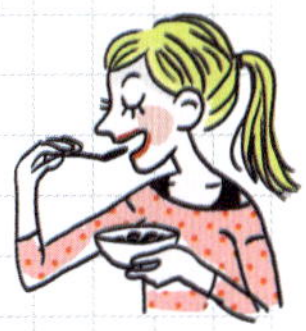

Votre compagnon vous dit souvent…

- ■ Arrête de goûter en préparant !
- ● Ah non, pas encore un plateau-repas ce soir !
- ▲ Mais pourquoi tu ne veux pas l'acheter cette jolie jupe ?
- ◆ Oh, tu as l'air tracassée ! Détends-toi un peu !

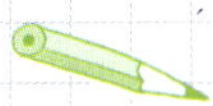

Faites les comptes !

■	●	▲	◆
1	3		2

Une majorité de ■

Votre petit défaut : le grignotage !

Votre journée est jalonnée de multiples grignotages qui bien souvent remplacent même vos repas ! Un morceau de pain et du fromage à 11 heures, un café avec deux madeleines à 16 heures, les restes copieux du dîner de votre petit à 19 heures, un fond de mousse au chocolat en regardant la TV le soir… On vous demanderait ce que vous avez mangé dans la journée que vous en oublieriez la moitié !

Autre petit couac de votre alimentation : manger ce qui vous tombe sous la main sans vraiment y réfléchir. Pas en grande quantité, c'est sûr, mais souvent ! Ce ne sont pas tant les grignotages qui finissent par enrober votre silhouette que leur nature : trop sucrés, trop gras, trop souvent. Trop de trop.

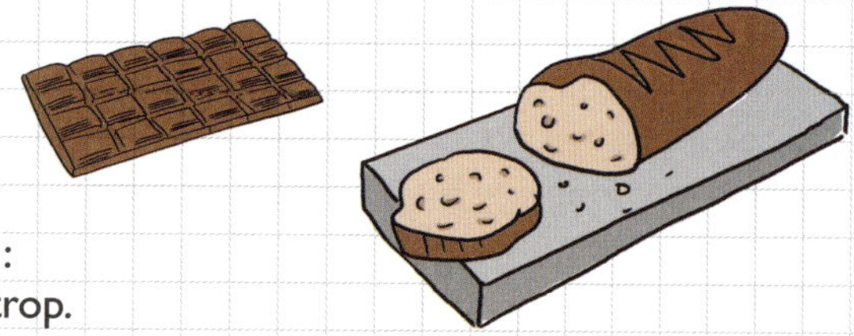

→ Être plus consciente de ce que vous mangez et rééquilibrer la densité nutritionnelle et calorique de vos grignotages vont vous aider à perdre les quelques kilos qui sapent votre moral !

Une majorité de ●

Votre petit défaut : les repas trop riches

Les clients à démarcher, les décisions à débattre, les collaborateurs à recevoir, votre vie professionnelle vit au rythme des déjeuners et des dîners au restaurant. Difficile de commander un « steak haché-haricots verts » quand vos clients ne font jamais l'impasse sur le sempiternel entrée/plat/dessert + une petite coupe de champagne !

Résultat : même si c'est du bout des lèvres, vous mangez plus que ce que vous voudriez et vous vous enrobez.

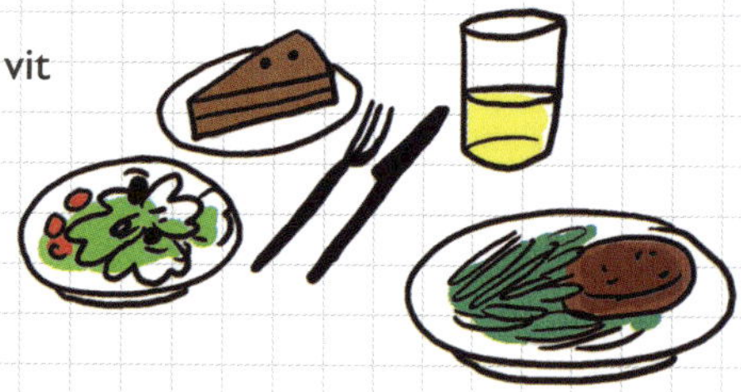

→ Choisir le plat le plus équilibré, demander à ce que la sauce soit mise à part, choisir le restaurant… Il existe bon nombre d'astuces pour que ces repas imposés ne soient plus la croix de votre programme de remise en forme !

Une majorité de ▲

Votre petit défaut : les restrictions inutiles

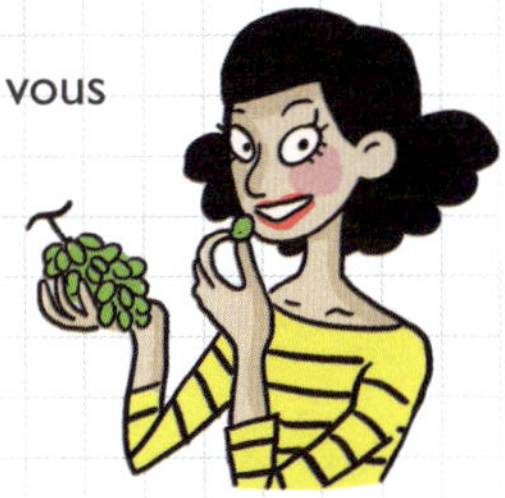

Il n'y a pas pire que vous quand il s'agit de vous critiquer ! Vous vous trouvez trop ronde, pas assez musclée, trop lourde. Je t'aime un peu, beaucoup…, n'est pas votre cantine préférée ! Du coup, vous vous infligez des régimes drastiques, des repas mono-aliment (légumes, protéines, cure de raisin...) et le plaisir n'est plus vraiment au rendez-vous.

→ Regardez-vous autrement et dites-vous qu'en vous laissant un peu de temps et en faisant votre programme en douceur et avec plaisir, non seulement la motivation mais aussi les résultats seront au rendez-vous !

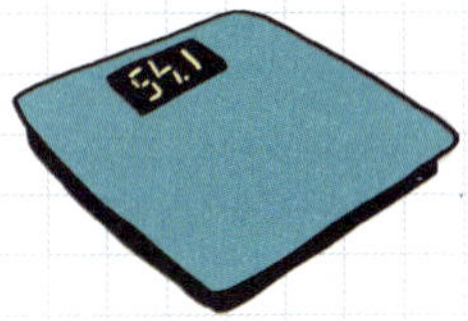

Une majorité de ♦

Votre petit défaut : les compensations face à votre anxiété

Les émotions fortes, ça vous connaît ! Les contrariétés à la maison comme au bureau sont chez vous source d'une cogitation intense qui se teinte souvent de noir ! Souvent, vous envisagez des scénarios catastrophes pour des petites problèmes ou tensions qui se résolvent assez facilement. Mais, vous avez votre doudou qui vous rassure un peu : la nourriture. Un petit coup de blues ? Et les portes s'ouvrent : celle du frigo, du placard à sucreries où celle du boulanger sur votre trajet. Un macaron par ci, un petite glace par là... vos pensées s'adoucissent et vos hanches s'arrondissent !

→ Ne vous inquiétez pas : vous pouvez changer ce comportement et faire en sorte que la nourriture ne soit plus votre pire doudou préféré !

À chaque chapitre de ce livre, nous vous donnons des astuces minceur spécifiques à votre profil afin de rectifier rapidement et dans la durée les effets liés à votre petit défaut.

Objectif physique : Je dépense de l'énergie pour perdre du ventre

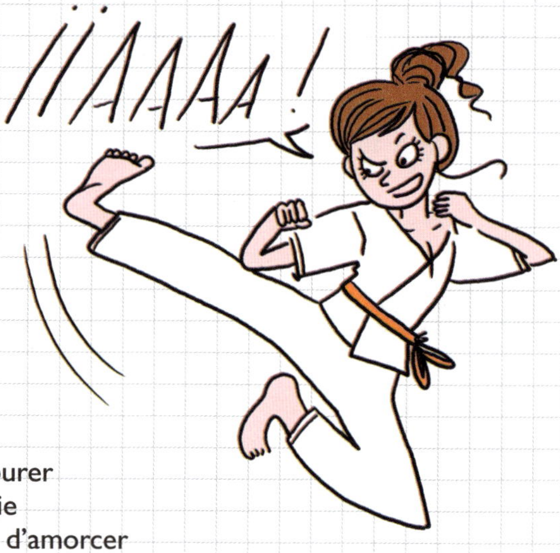

C'est parti pour un mois ! Pendant cette première semaine, ne pensez pas encore « kilos en moins ». Pour la réussite de ce programme, il est très important que vos objectifs et vos exigences soient proportionnels à vos compétences. Dans cet état d'esprit, vous obtiendrez vos premiers résultats avec beaucoup plus de facilité et sans stress !... Un ventre plat, c'est une histoire de progression et de ténacité.

Pour tenir vos objectifs, il faut faire carburer votre organisme et dépenser de l'énergie (des calories !). C'est le meilleur moyen d'amorcer une perte de poids tout en tonifiant votre ventre.

Je marche « minceur »

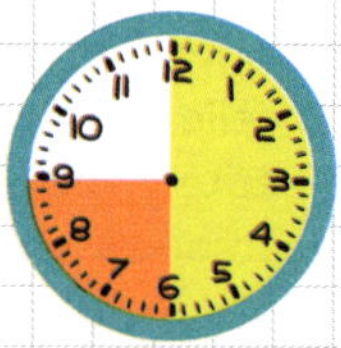

Vous n'avez plus fait de sport depuis longtemps et vous bougez peu ? La marche est le meilleur moyen d'amorcer votre programme « ventre plat ».
Elle est à la portée de toutes, est praticable partout et à toute heure. Une heure de marche rapide correspond à une dépense de 375 kcal. À ce rythme, si vous faites attention à votre alimentation, votre ventre va très vite perdre son embonpoint et retrouver plus de fermeté.
Vous pouvez intensifier l'effort en marchant plus longtemps ou plus vite, marcher seule ou à deux, en musique avec votre chien ou juste pour vous déplacer. Il y a forcément un mode qui vous convient.

Et cerise sur le gâteau : une jolie démarche bien tonique et rythmée, donne tout de suite l'impression que vous avez des ailes et 3 kilos en moins même s'ils n'ont pas disparu. Magique !

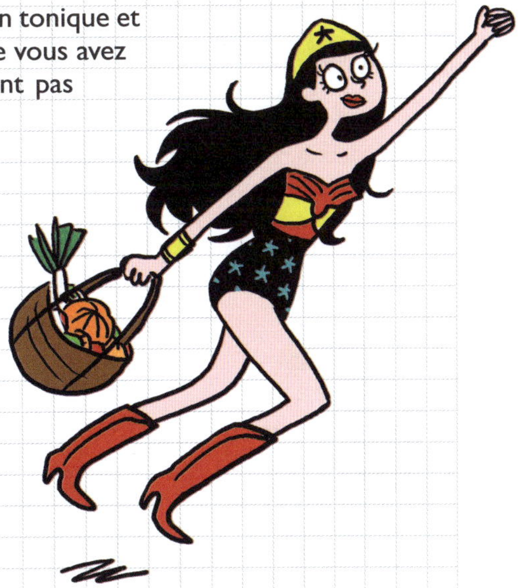

Vous devez marcher 65 à 70 % environ de vos capacités cardiaques maximum, soit un rythme inférieur à 120 pulsations par minute sur le plan cardiaque et vasculaire. Comment le savoir ? Vous êtes essoufflée quand vous parlez. Vous pouvez aussi utiliser un cardiofréquencemètre qui calculera vos pulsations cardiaques à la minute lors de la marche.

Pour que la marche soit réellement consommatrice d'énergie et qu'elle fasse appel à vos réserves de sucres, elle doit correspondre à une activité d'endurance et être pratiquée pendant au moins 30 minutes. Afin de puiser sur vos réserves de lipides (graisses), il va falloir marcher un peu plus longtemps : 45 minutes !

Marcher, c'est bon pour la digestion !

La marche rapide sollicite l'avant du mollet, l'arrière des cuisses et les fessiers, tandis que la course muscle d'avantage les mollets et l'avant des cuisses (le quadriceps). Dans les deux cas, les muscles du dos sont sollicités pour assurer la stabilité du bassin et des épaules. Et les abdominaux ne sont pas en reste ! L'alternance de contraction-relâchement-étirement exerce un massage bénéfique au transit intestinal.

Notez ici votre fréquence cardiaque moyenne enregistrée en marche rapide (nombre de pulsations par minute) :

....

....

....

J'adopte le pas « belle-allure »

Une démarche gracieuse, à la fois tonique et féminine… ça se travaille ! Il faut y penser un peu au début et puis ça devient très vite naturel. Vous allez voir, vous aurez peut-être même des courbatures au niveau des fesses, de la taille, ou des abdominaux… ou partout !

C'est le b.a.-ba d'une belle silhouette : observez dans la rue la démarche sexy de certaines femmes, vous comprendrez très vite !

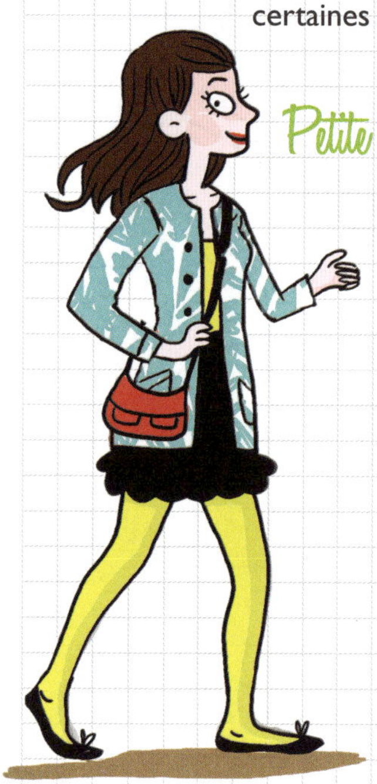

Petite leçon pour une belle allure

- Ce sont les jambes qui donnent l'impulsion de la marche.

- Ne projetez ni les épaules ni la tête en avant au risque d'avoir l'air d'un belier : le haut du corps doit être parfaitement aligné au-dessus du bassin !

- Ne vous tassez pas, étirez-vous vers le haut.

- Vos jambes doivent être souples en marchant, ni trop tendues ni trop fléchies.

Petit truc : Imaginez que vous avez un élastique tendu entre votre nombril et vos omoplates.

Pour une bonne foulée qui muscle les fessiers au maximum, il faut que la jambe arrière soit en extension complète (les muscles fessiers se contractent). Ce type de foulée dynamique est naturellement de grande amplitude !

Je me muscle lors de mes déplacements

Maintenant que vous savez marcher à la bonne foulée et que vous en sentez les effets sur votre musculature, vous pouvez augmenter la valeur de votre effort afin de brûler encore plus de calories.

Comment faire ?

Entrecoupez votre marche de foulées encore plus rapides, d'une montée dans une volée d'escalier, de quelques minutes de course, de mouvements de bras accentués : la température du corps grimpe et votre cœur s'emballe. L'organisme va brûler encore plus de calories.

Pour y arriver :

- Racontez-vous des histoires ou challengez-vous !
- Tentez de rattraper, dans la rue, quelqu'un qui marche plus vite que vous.
- Repérez une voiture dans les embouteillages et essayez à chaque fois d'être à son niveau.
- Tentez d'arriver au prochain arrêt en même temps que le bus en retard de quelques minutes, en marchant vite.
- Fixez-vous un endroit jusqu'où vous marcherez, puis repoussez un peu cette localisation de jour en jour...

Je cours !

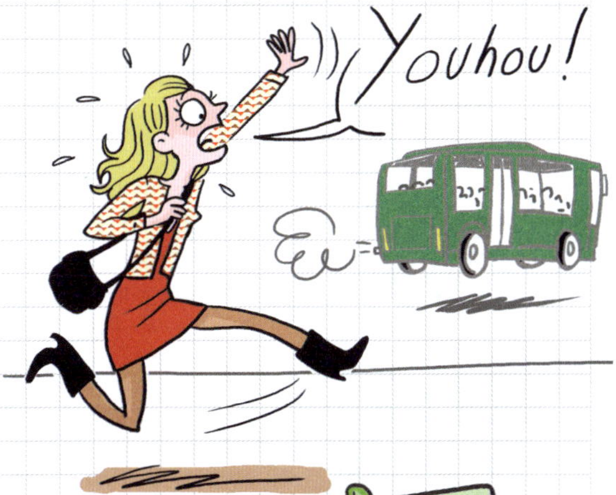

En théorie, plus on dépense de calories, plus la perte de poids potentielle est importante, à condition bien sûr de ne pas augmenter sa consommation alimentaire ! Sur ce point, la course l'emporte sur la marche, sauf si l'on marche au moins pendant une heure et plusieurs fois par semaine (3 à 4 fois par semaine) au lieu de courir 2 fois par semaine.

Faites vos comptes !
Deux heures et demie de marche active consomment autant de calories qu'une heure de footing. Et comme la marche est beaucoup plus facile à pratiquer dans la vie quotidienne, vous pouvez facilement combler cette différence.

Quelques repères

- 1 heure de marche lente : 150 kcal
- 1 heure de marche rapide : 375 kcal
- 1 heure de course à 10 km/h : 900 kcal

Je réveille mes abdos

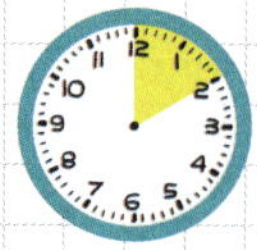

Aïe ! Rien que le mot « abdos » fait mal... Alors en faire, quel supplice !
Les abdos sont comme la structure d'un bateau à voile. Les plus profonds, ceux qui sont au plus près de la colonne sont comme un mât. Ils soutiennent vos organes et vous donnent une belle allure tonique et dynamique.
Les autres, les muscles superficiels, sont comme la voile, ils se gonflent ! Si on les muscle, ils se sculptent pour donner de belles formes galbées au corps.

Voici 4 exercices abdominaux vraiment faciles à faire, qui tonifient illico le ventre sous toutes ses coutures.

Faites-en deux le matin et deux le soir pendant une séance de 10 minutes par jour et les résultats se verront très vite. Une petite play-list des chansons que vous aimez peut vous donner un coup de main !

Debout, c'est encore mieux !

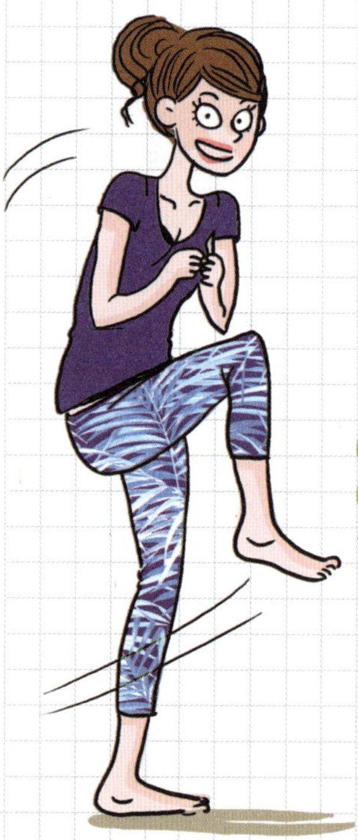

En position instable, je me muscle tout le ventre.
- Debout, jambes tendues et écartées de la largeur des hanches. Les bras sont fléchis devant la poitrine, poings fermés.
- Inclinez le haut du corps vers l'avant tout en amenant la jambe droite fléchie dans la direction du coude gauche qui se touchent à mi-chemin. Puis, revenez à la position de départ en contractant bien le ventre et en redressant le dos.

Concentrez-vous et ne faites pas de gestes inutiles !

Combien de fois ? À faire 10 fois de chaque côté.
Comment respirer ? Soufflez par la bouche chaque fois que le coude touche le genou. N'allez pas trop vite pour ne pas perdre l'équilibre.

Comment rendre l'exercice plus difficile ?
Essayez de ne pas reposer au sol le pied de la jambe suspendue (laissez-le à quelques centimètres du sol entre deux exercices). Vous allez augmenter votre instabilité en rendant le travail des abdominaux plus intense !

Rien que pour ma taille

- Placez-vous en appui sur le coude du côté gauche. Les jambes sont tendues et le pied droit est passé au dessus du gauche pour plus de stabilité. Le bras droit est fléchi au dessus de la tête, main en appui sur l'arrière du crâne.
- Faites une rotation du haut du corps vers l'avant pour amener le coude droit au sol. Attention de ne pas relâcher les abdominaux ni les hanches et le bassin. Puis revenez à la position de départ.

Combien de fois ? À faire 5 fois de chaque côté.
Comment respirer ? Soufflez profondément par la bouche en amenant le coude au sol.

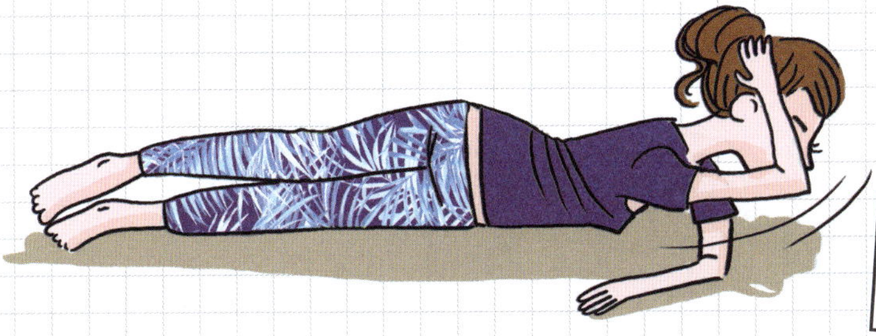

C'est trop dur ?
Faites le même exercice avec les jambes fléchies au sol.

Fesses et abdos, c'est encore plus tonifiant

- En planche, les jambes jointes et tendues, l'avant des jambes en appui sur le ballon (un « swiss ball »).
- Contractez le ventre et serrez les fesses. En gardant l'équilibre, levez la jambe droite le plus haut possible en déplaçant le poids du corps vers l'avant.

Attention : surtout ne relâchez pas le ventre en avant !

Combien de fois ? À faire 5 fois de chaque côté.
Comment respirer ? Soufflez par la bouche en élevant la jambe.

Le 100 % complet

Voilà un exercice qui fait travailler tous les abdos en même temps !

- À quatre pattes, déplacez-vous légèrement vers l'avant. En appui sur la main droite, amenez le bras gauche derrière la nuque. Replacez le poids du corps bien au centre.
- En gardant l'équilibre, levez lentement la jambe droite fléchie vers l'extérieur et abaissez-la au même rythme.

Combien de fois ? Faire 5 élévations de chaque côté.
Comment respirer ? Soufflez très lentement par la bouche en levant la jambe.

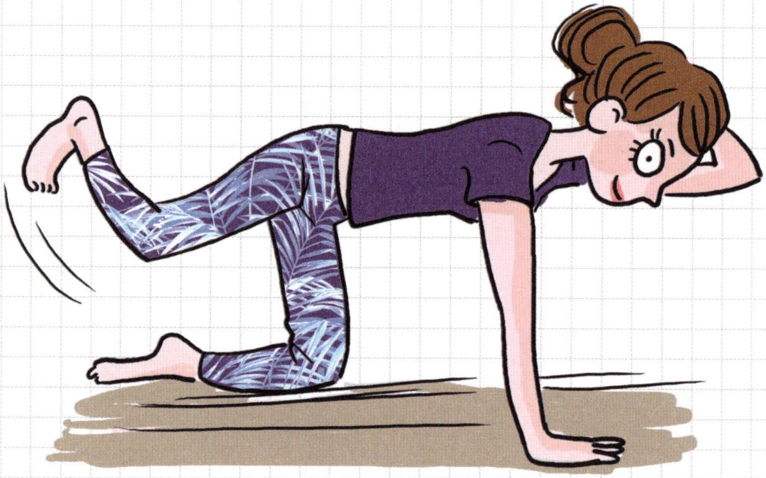

Comment rendre l'exercice plus difficile ?
Tendez le bras gauche devant vous.

Je mincis et je m'amuse comme j'aime !

Vous avez intégré les deux premières étapes de cette première semaine ? « Je me tonifie en marchant + je réveille mes abdos. » Bravo !

Ces sont les étapes les plus importantes car elles permettent d'intégrer de nouveaux comportements comme :

- Se servir de vos déplacements pour vous tonifier.

Ça n'a l'air de rien mais quand ça devient une habitude, ce sont des milliers de calories dépensés en plus par mois.

- Redessiner (mine de rien !) votre silhouette en augmentant sa masse musculaire.

Vous pouvez aussi vous défouler, vous dépenser, vous détendre comme vous aimez avec des activités créatives, ludiques, techniques ou à faire en famille. Choisissez la vôtre et essayez-la !

J'essaie un cours de Zumba

Objectif silhouette : transpirer, brûler des calories.
Objectif plaisir : s'exprimer, se défouler.

Mélange de danses latino et de mouvements de fitness, la Zumba enchaîne des minichorégraphies très « caliente », que vous reproduisez derrière votre coach.

Au début, c'est plutôt désordonné ! Difficile de mémoriser les mouvements et de les faire en même temps, car il n'y a pas de répétitions comme dans un cours de danse. Très vite, au bout de deux ou trois cours, vous dansez vraiment !

Si l'effort musculaire n'est pas très conséquent, en revanche c'est un excellent exercice cardio-vasculaire : 450 kcal brûlés par heure !

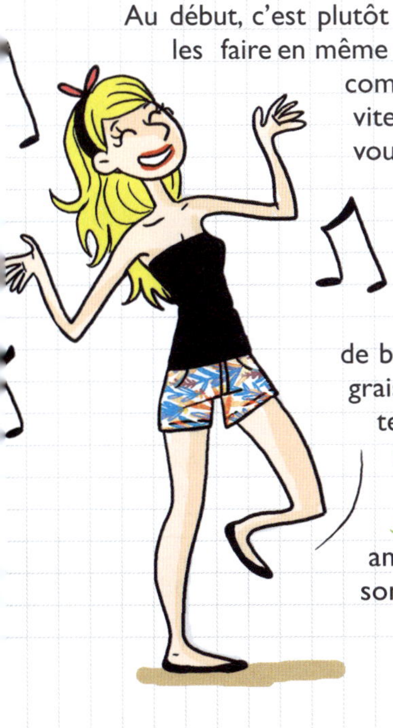

Le petit + pour mon ventre : avec une dépense calorique importante, ce cours permet de brûler un maximum de sucres qui ne se tranformeront pas en graisses. Si vous faites attention à votre alimentation en même temps, le corps va finir par puiser dans vos réserves de graisse très présentes sur le ventre. Il faut juste un peu de patience !

À essayer si vous aimez : vous exprimer sans contraintes, les ambiances très participatives mais où chacun peut être dans son monde !

Je teste l'aquafusion

Objectif silhouette : lutter dans l'eau pour mieux se muscler et se dépenser.
Objectif plaisir : travailler physiquement en équipe.

Il faut que ça remue, que ça bouge et que vous luttiez contre la résistance de l'eau ! C'est le cours d'aquafitness nouvelle génération.
Quatre ateliers sont installés dans l'eau : des vélos d'aquabiking, des minitrampolines, des haltères et des gants palmés. Après un échauffement de quelques minutes, au rythme de la musique et sous les instructions d'un coach, vous passez d'un atelier à l'autre en pédalant, en sautant ou en faisant de grands cercles dans l'eau. Tous les muscles sont sollicités dans chaque atelier et l'effort cardio-vasculaire n'est pas négligeable. Pas d'inquiétude, vous pouvez parfaitement aller à votre rythme.

La durée d'un cours est de 45 minutes. Dans les piscines municipales gérées par le groupe Récréa (www.recrea.fr).

Vous ne verrez pas le temps passé et le travail d'équipe (environ 4 personnes par atelier) amène une émulation très motivante.

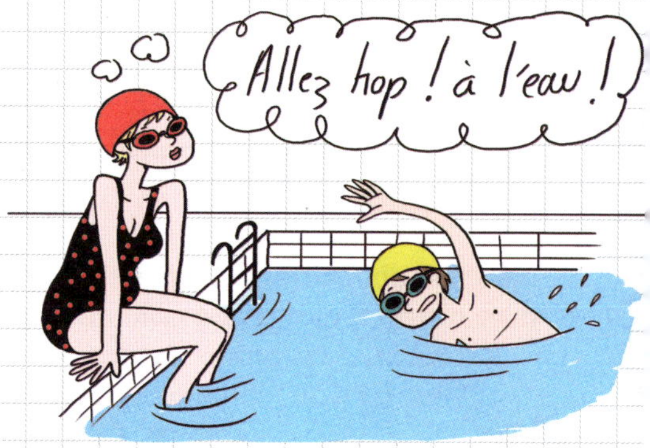

Le petit + pour mon ventre : la résistance contre l'eau augmente le travail musculaire des abdominaux qui sont sans cesse mobilisés.

À essayer si vous aimez : les ambiances ludiques et participatives, et l'eau bien sûr !

J'expérimente la marche nordique

Objectif silhouette : se retonifier efficacement et se dépenser plus qu'à la marche.
Objectif plaisir : profiter d'un bon bol d'air et de la nature.

Au début, la coordination bras-jambes est un peut difficile à intégrer et à synchroniser, mais on prend vite le rythme !

La marche nordique, c'est presque une course ! Équipée d'un bâton dans chaque main, vous le plantez dans le sol à chaque foulée. Ce type de marche permet de tonifier presque tous les muscles du corps et d'augmenter de 30 % la consommation énergétique par rapport à la marche modérée. À faire dans le sable (plus intense) ou en randonnée.

Le petit + pour mon ventre :
la marche avec les bâtons réclame une bonne stabilisation du haut du corps. Un effort qui sollicite particulièrement les muscles du ventre.

À essayer si vous aimez :
les activités outdoor solo ou accompagnée, les techniques précises.

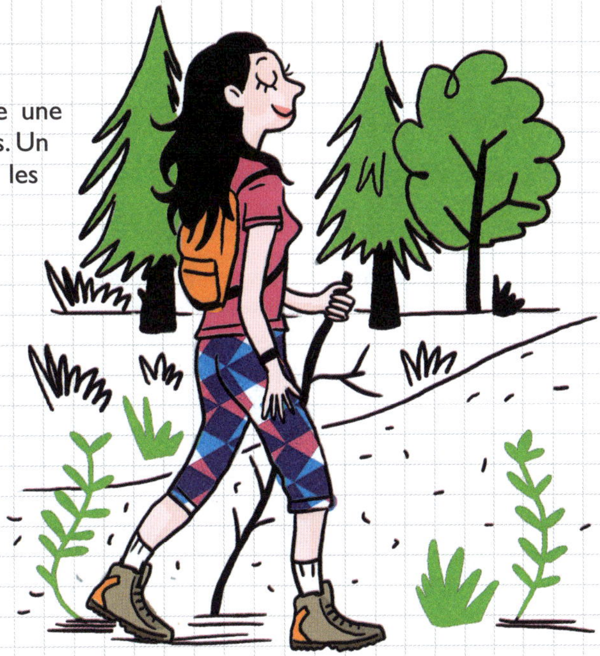

Je danse avec la Wii-fit©

Objectif silhouette : se dépenser à la maison (plus qu'en faisant le ménage !).
Objectif plaisir : partager avec ses enfants, ses amis...

Ses plates-formes avec manettes ou électrodes vous permettent de reproduire une activité physique en bio-feedback : votre mouvement est alors reproduit sur un écran.

À faire seule ou en équipe. Il existe une multitude de jeux qui vont de la danse aux jeux d'équilibre et vous vous dépensez sans vraiment penser à l'effort que vous faites.

Le petit + pour mon ventre : ces exercices très ludiques mettent le corps en équilibre instable, en sollicitant le dos et les abdominaux qui se musclent en profondeur.

À essayer si vous aimez : les jeux très festifs et surtout vous amuser tout en faisant une activité physique !

1re semaine

Objectif nutrition : Je trie mes sucres !

Pour la grande majorité d'entre nous, ce sont les sucres rapides (gâteaux, bonbons, crèmes...) qui sapent nos premiers efforts pour nous faire un ventre plat et une ceinture abdominale plus tonique. Si on ne les transforme pas en énergie par la dépense physique, ils se transforment en graisse. Ils s'accumulent comme une bouée sur notre ventre qui devient alors un vrai petit bidon ! Choisir les bons sucres qui servent de carburant à notre énergie, c'est s'assurer qu'ils ne viendront pas se stocker sur le ventre.
Mais attention, pas de restrictions drastiques, nous avons besoin de glucides car ils sont aussi le carburant du bon fonctionnement de notre corps, de nos efforts intellectuels. Sélectionner les bons sucres, les sucres lents qui ne s'empressent pas d'être stockés, à la juste dose et au bon moment, c'est un pas de plus vers une taille qui se dessine et un ventre qui reste bien plat.

Mes péchés gourmands pas très mignons, je les répertorie

Un macaron ? Quelques carrés de chocolat ? Un bon croissant le matin ? Hummmmm... il n'y a pas de doute c'est bon ! Mais pourquoi est-ce meilleur qu'une portion de brocolis sans sauce ou un poulet bouilli ? Parce que les capteurs du goût sucré sont très nombreux sur le bout de la langue et que le sucre, comme le gras, ont un fort pouvoir de « palatabilité » (ils donnent bon goût). Votre cerveau a bien enregistré le message : c'est bon, c'est réconfortant, c'est à recommencer ! Pas grand chose à voir avec le besoin de manger dû au métabolisme (se restaurer énergiquement pour rester en bonne santé).

Que faire pour changer son comportement ?

Repérez vos envies de sucre sur une journée et notez-les ici :

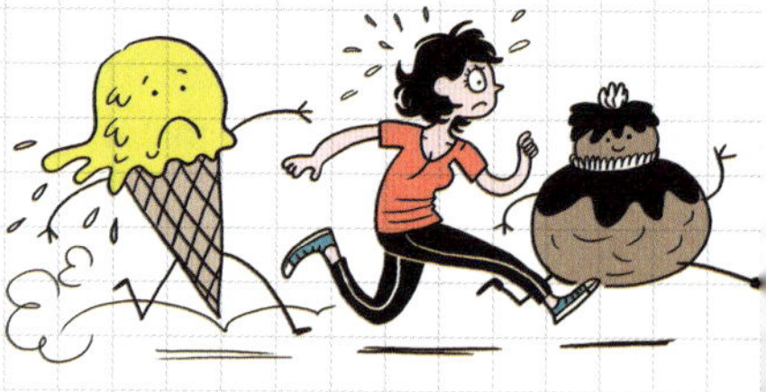

Il s'agissait de quel aliment ?

. . . .

. . . .

C'était quand et dans quelles circonstances ?

. . . .

. . . .

Exemple :
- Un croissant aux amandes, après mon petit déjeuner sur le chemin pour aller au bureau.
- Deux carrés de chocolat noir après une réunion animée, deux heures avant le déjeuner.

Vous remarquez la différence ?

Dans la première situation : cet aliment sucré n'est pas nécessaire à votre métabolisme, il est très calorique (480 kcal !). En réalité vous avez envie d'un goût sucré.

Dans le second cas, ces deux carrés de chocolat à la densité calorique plus faible (20 Kcal), viennent restaurer votre énergie.

→ Une activité intellectuelle importante demande beaucoup de calories : le cerveau est consommateur à 20 % de vos apports journaliers en sucre.

Un stress, une émotion forte... mais pourquoi je craque pour du sucré ?

C'est fou ce que notre humeur nous joue des tours ! Certaines ne mangent plus rien lorsqu'elles sont stressées, d'autres s'isolent sous la couette, quand d'autres encore font des razzias dans le frigo ou le placard à douceurs : un, deux, trois gâteaux et pourquoi pas le paquet ?

Avant de vous précipiter sur le frigo, posez-vous quelques secondes.

Qu'est-ce qui me stresse ? Est-ce que manger ce gâteau vaut le coup ? Quel est mon objectif ? Comment faire autrement que manger ce gâteau pour décompresser et me détendre, me sentir mieux ?

Notez vos réponses

....

....

Cette introspection va vous permettre d'interrompre vos automatismes, de voir les choses autrement et d'envisager une nouvelle façon de vous récompenser ou de vous réconforter. Si vous y arrivez, ce sera une magnifique récompense en soi !

Pourquoi les sucres sabotent mes projets minceur ?

- Ils sont partout ! À portée de main !
- Très caloriques, ils se transforment en graisses quand ils ne sont pas brûlés.
- Ils sont aussi riches en lipides (graisse) et ont souvent une densité nutritionnelle (protéines, fibres, vitamines oligo-éléments...) peu intéressante.
- Ils donnent envie d'y retourner, c'est un piège physiologique et psychologique !
- Ils sont reconnus comme « un circuit de la récompense » par le cerveau qui du coup sécrète des endorphines, l'hormone du bien-être. Mais le sport aussi !

Les sucres rapides… au placard !

Les sucres dits « rapides » sont principalement les sucres de betterave raffinés ou les sucres de canne et sont composés à 99 % de saccharose. Si on ne les brûle pas grâce à notre activité physique et à nos occupations journalières, ils sont très vite stockés dans notre corps et transformés en graisses dans de petites cellules spécifiques : les adipocytes, nombreux sur le ventre. Il faut donc en consommer peu… même s'il est parfois difficile de leur résister !

Mais où les trouve-t-on principalement ? (allez, c'est facile !)

Les pâtisseries	☐ VRAI	☐ FAUX
Les glaces	☐ VRAI	☐ FAUX
Les sodas	☐ VRAI	☐ FAUX
Les jus de fruits industriels	☐ VRAI	☐ FAUX
Les repas préparés	☐ VRAI	☐ FAUX
Les sirops	☐ VRAI	☐ FAUX
Les produits à base de farine raffinée (pain, pâtes...)	☐ VRAI	☐ FAUX

Réponses : En fait, ils sont vraiment partout !

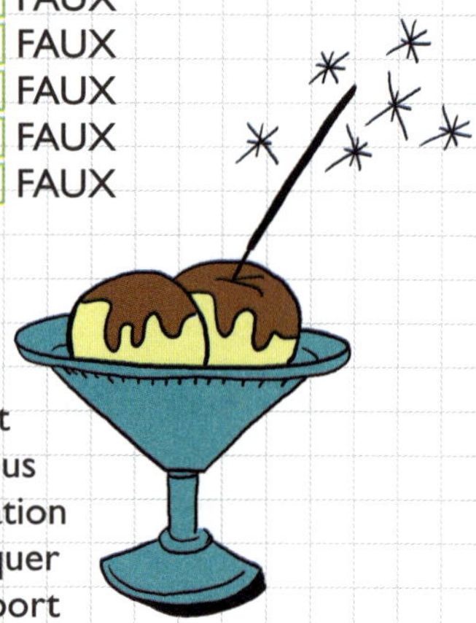

Les sucres rapides vont se diffuser très vite dans l'organisme et entraîner au bout d'un certain temps un « coup de pompe » car vous aurez brûlé votre réserve en sucres et cela va provoquer une sensation de fatigue et de faim intense. Pour combler cet état, vous allez craquer et en manger à nouveau mais sans forcement brûler ce nouvel apport de sucres. Et il n'y pas pire pour la ligne, car votre corps stocke les sucres sous forme de graisse, en particulier sur la ceinture abdominale.

> L'excès de sucre (sucres rapides mais aussi les autres) provoque très vite une prise de poids car ils sont très riches en calories : 1 g = 4 kcal, vite transformable en graisse !

N'en consommez qu'en petite quantité, ou alors pour un effort immédiat et intense, et n'oubliez pas de boire en conséquence (1 à 1,5 l/jour).

J'y pense et puis j'oublie… ou je remplace

Si vous craquez facilement pour un aliment très sucré quand vous êtes stressée :

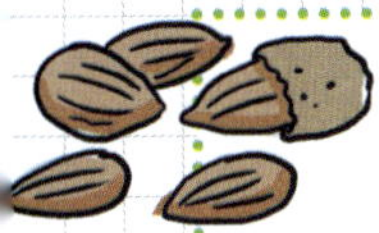

Remplacez les gâteaux par 6 amandes fraîches par jour (pas plus), ou 1 galette de riz soufflé, ou 1 yaourt aromatisé (à la vanille…), ou 1 carré de chocolat noir, ou encore 3 ou 4 tomates cerises.

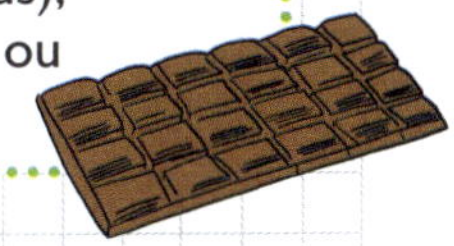

OU

Préparez-vous un thé en le choisissant en fonction de vos goûts et en prenant le temps de vous asseoir pour le déguster. Boire plutôt que manger peut assouvir très vite une envie irrépressible de nourriture.

OU

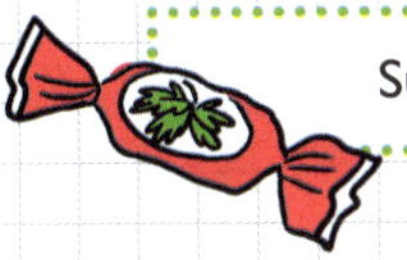

Sucez un bonbon à la menthe sans sucre (pas plus de deux par jour).

OU

Si vraiment vous n'arrivez pas à résister, ce n'est pas la peine de vous culpabiliser. C'est que vos exigences en terme d'objectif minceur ne sont pas encore adaptées à vos capacités à ne pas craquer. Allez-y pas à pas, commencez par diminuer les portions en prenant une miniviennoiserie en boulangerie ou en coupant votre « gourmandise » en deux, et appréciez votre effort.

Je découvre le sucre autrement !

Vous pouvez très bien consommer du sucre sans pour autant y voir un ennemi pour votre ligne. Les légumes, les féculents, les fruits, les céréales, les laitages contiennent des sucres appelés « polysaccharides », plus lents à digérer. Et qui plus est, ces aliments sont aussi riches en sels minéraux, en vitamines, en fibres alimentaires… ce sont des produits dits « complets », essentiels dans un programme minceur.

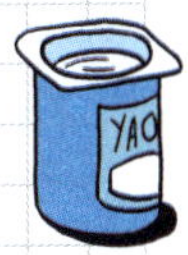

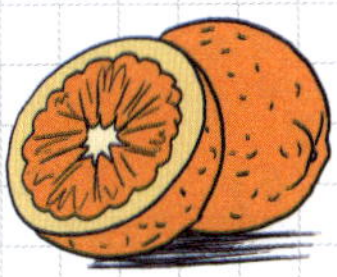

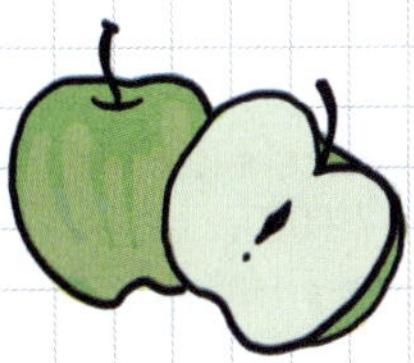

Le sucre : combien et quand ?

Une alimentation équilibrée doit apporter la moitié de la ration calorique journalière sous forme de glucides, soit 250 g environ (pour une ration de 2 000 Kcal par jour) en privilégiant les aliments riches en amidon (pâtes, pommes de terres, céréales, légumineuses...) et en limitant l'apport de sucres rapides à 50 g environ.

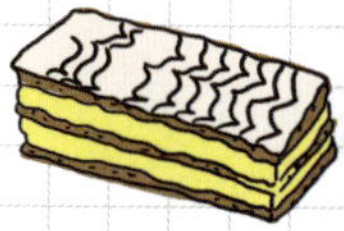

Si vous craquez pour des sucres rapides (gâteaux, crèmes desserts...)

→ Consommez-les au moins 15 minutes après votre repas, sinon leur digestion se ferait avec d'autres aliments en ralentissant le métabolisme.

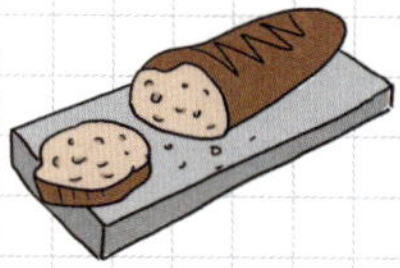

Si vous avez une activité physique intense

→ Mangez un repas riche en sucres lents quelques heures avant, afin d'avoir l'énergie pour entreprendre cet effort.

→ Consommez un aliment riche en sucres rapides juste après, pour restaurer votre énergie.

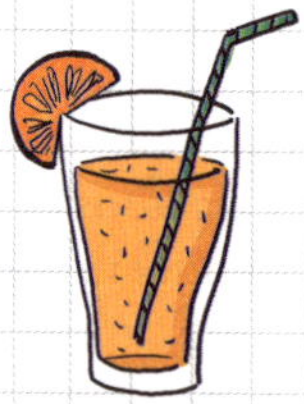

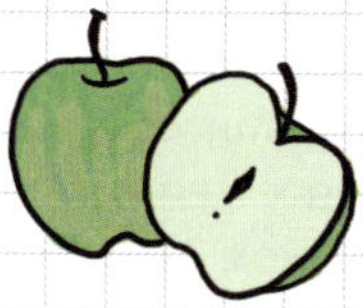

Moins il y a de grammes de sucre dans les aliments et plus les sucres seront lentement digérés par l'organisme et brûlés dans la journée. Il est donc préférable de manger une pomme à 16 heures (11 g de sucres) au lieu de craquer pour des sucreries comme les bonbons qui ne sont que du sucre.

Les apports moyens en glucides pour 100 grammes

Produits riches en amidon / Quantité

Riz cuit / 26 g
Pâte cuite / 22 g
Pomme de terre vapeur / 18 g
Biscotte / 74 g
Baguette / 56 g
Pain de mie / 50 g

Légumes / Quantité

Carottes / 7 g
Petits pois / 5 g
Haricots verts / 4 g
Brocolis / 3 g

Fruits / Quantité

Banane / 21 g
Raisin / 16 g
Pomme / 11 g
Kiwi / 10 g

Produits sucrés / Quantité

Sucre / 100 g
Bonbon / 100 g
Dattes séchées (4 fruits dénoyautés) / 76 g
Chocolat / 64 g

Une belle silhouette, avec une taille fine, c'est savoir le plus souvent dire « stop » aux friandises de toute sorte qui anéantissent vos efforts en un rien de temps !

À découper et à afficher sur le réfrigérateur !

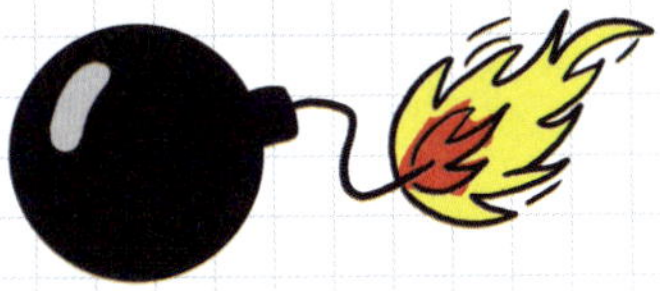

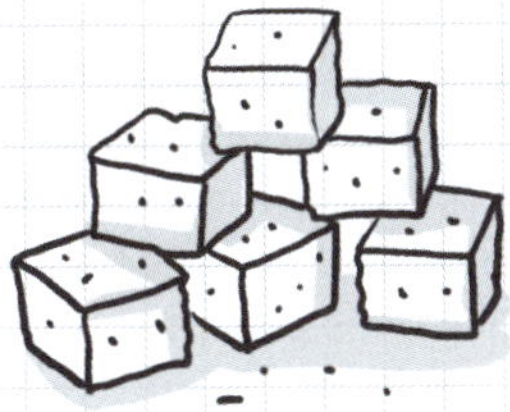

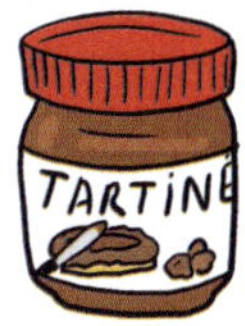

STOP aux sodas

Le plein de sucres rapides, explosif pour gâcher mes abdos ! Je préfère m'imaginer en bikini sur la plage et …

STOP aux pâtes à tartiner mangées à la cuillère

Une mine de sucre et de gras. Super explosif pour ma taille et mes fesses !

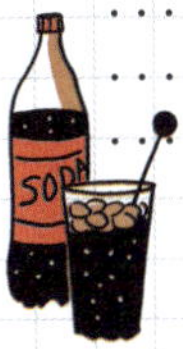

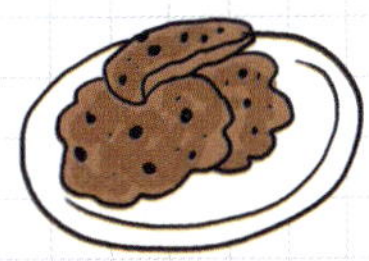

STOP aux friandises industrielles qui sont tombées dans la marmite à sucres ! Le drame pour ma ceinture !

STOP aux gâteaux secs, qui n'ont rien de sec

Ils contiennent du sucre et du gras en pagaille ! Aux oubliettes !

Ma liste noire des aliments ultrasucrés

Je ne flanche plus devant :

Je craque SEULEMENT si j'ai fait un effort physique conséquent.

3 bons petits déjeuners énergétiques

Le petit déjeuner est un repas énergétiquement important. En refaisant le plein de carburant (glucides) au réveil ou une heure après, vous pourrez vous dépenser le matin physiquement comme intellectuellement sans craindre le coup de pompe irrépressible qui ralentit vos activités. Les calories du petit déjeuner sont très facilement consommées, car c'est fou ce qu'on peut faire dans une matinée !

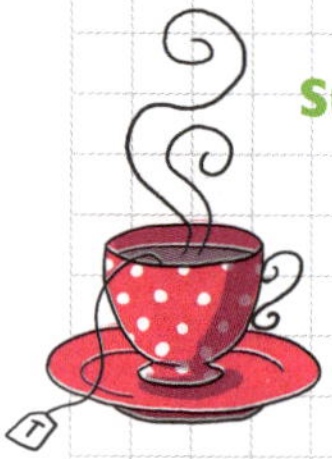

Sur votre plateau au petit déjeuner

Un bon muesli

- Un bol de muesli avec du lait froid + une compote de poires ou de pommes saupoudrée de cassonade + un yaourt aux fruits.
- Un thé au jasmin (sucré ou non) ou un café.

Ce petit déjeuner est composé de 65 % de glucides, 10 % de protéines et 25 % de lipides. Son apport énergétique total est de 510 Kcal. Cela correspond à environ 25 % des apports journaliers recommandés en énergie pour les femmes.

OU

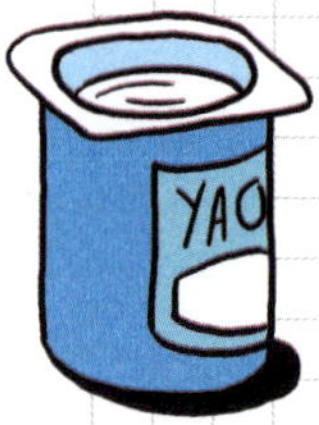

Des céréales

- Un bol de pétales complets (avoine, blé, maïs…) accompagnées d'une petite cuillère de miel et de lait froid + 1 tranche de pain complet (seigle, avoine) beurré + 1 yaourt aromatisé à la vanille + 1 jus d'orange.
- Un thé au citron (sucré ou non) ou un café.

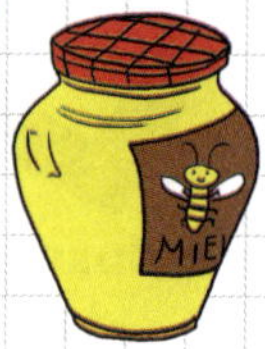

Ce petit déjeuner est composé de 71 % de glucides, 13 % de protéines et 16 % de lipides. Son apport énergétique total est de 490 Kcal. Cela correspond à environ 24 % des apports journaliers recommandés en énergie pour les femmes.

OU

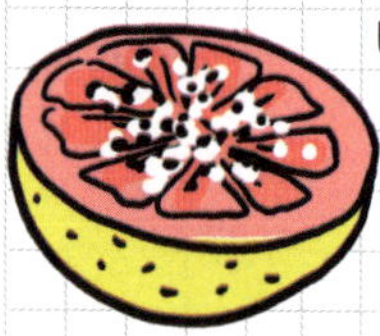

Un petit déjeuner « à la française »

- 2 tranches de pain de mie complet grillé + 1 noisette de beurre allégé (10 g) + 2 cuillères à café de confiture + 1 yaourt nature sucré aux édulcorants + ½ pamplemousse.
- Un café sans sucre.

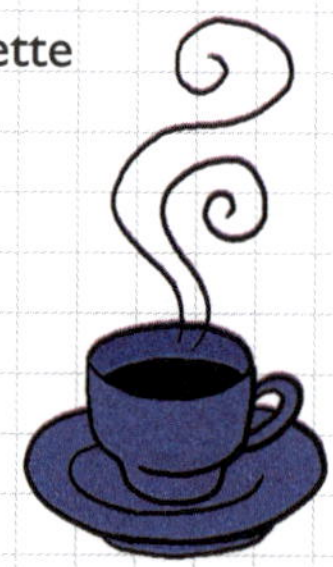

Ce petit déjeuner est composé de 78 % de glucides, 10 % de protéines et 12 % de lipides, pour un apport énergétique total de 350 kcal. Cela correspond à environ 18 % des apports journaliers recommandés en énergie pour les femmes.

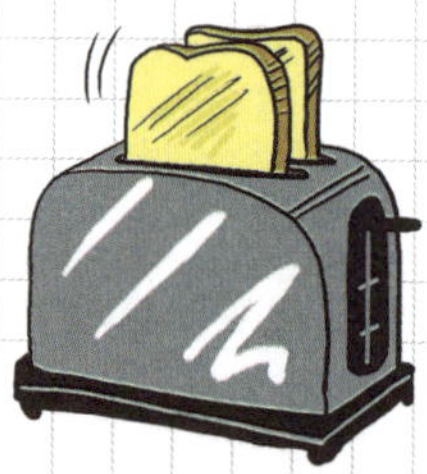

3 desserts « minceur sucrée »

Merci à la Thalassothérapie de Brides-les-Bains (spécialisée dans le surpoids) et au chef de cuisine de l'hôtel-restaurant Le Golf, Thierry Giannini, pour ces recettes gourmandes issues de son livre *Mince avec Brides-les-Bains*, paru aux éditions Solar en 2012.

Minestrone de fruits exotiques à la graine de vanille Bourbon (4 pers.)

Préparation : 30 mn. **Marinade :** 3 h. **Ingrédients :** 1 papaye, 1 petite mangue, 2 kiwis, ½ citron vert, ½ gousse de vanille Bourbon, 20 cl de jus de mangue (ou fruits exotiques) sans sucres ajoutés.

Tailler les fruits en brunoise de 5 mm et les répartir dans 4 assiettes à potage. Gratter la gousse de vanille, incorporer le jus de fruit. Verser sur la brumoise et laisser mariner de 1 à 2 heures.

Mille-feuilles choco-framboises (4 pers.)

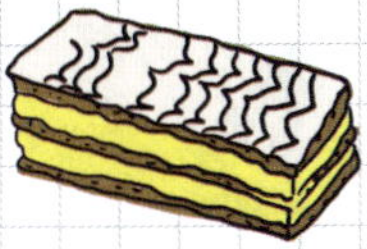

Préparation : 15 mn. **Ingrédients :** 80 g de chocolat noir à 70 %, 400 g de framboises, ½ c. à c. d'huile d'olive, 4 c. à s. de fromage blanc à 20 % de matières grasses, 4 feuilles de menthe, 4 grappes de groseilles.

Faire fondre le chocolat au bain-marie. Étaler le chocolat avec le dos de la cuillère sur du papier sulfurisé de façon à réaliser 12 disques. Laisser refroidir. Poêler les framboises 3 minutes dans l'huile d'olive et laissez refroidir.
Ensuite, mélanger le fromage blanc avec le jus de cuisson des framboises. Garnir 4 disques de chocolat avec un tiers des fruits et les napper de fromage blanc. Renouveler le montage pour finir sur un disque en chocolat. Garnir avec quelques framboises, de la menthe et une grappe de groseilles. Dégustez sans plus attendre !

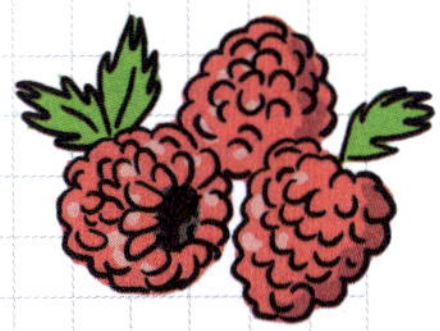

Mousse de châtaignes (4 pers.)

Préparation : 5 mn. **Réfrigération :** 2 h. **Ingrédients :** 80 g de crème de marrons, 300 g de fromage blanc, 3 blancs d'œufs, quelques grains de gros sel, 2 châtaignes taillées en brunoise.

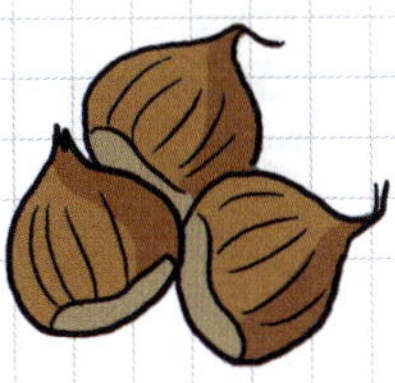

Détendre la crème de marrons, fouetter avec le fromage blanc jusqu'à l'obtention d'un mélange homogène. Monter les blancs en neige et y ajouter le sel. Les incorporer ensuite dans le mélange, en y ajoutant la brunoise en garniture. Dresser dans 4 verrines et placer 2 heures au réfrigérateur.

Mes besoins minceur en fonction de mon profil

Vos petites faiblesses sont facilement contrôlables ! Maintenant que vous savez les identifier, il suffit de les contourner en les évitant, en les minimisant ou en les remplaçant par des habitudes qui vont faciliter votre programme « ventre plat » et tonifier vos jolies formes !
En additionnant à vos besoins minceur les exercices de gym qui ciblent votre taille ou votre ventre, vous allez voir votre ceinture abdominale s'affiner et se redessiner, pour retrouver toute sa tonicité. Le tout dans la bonne humeur !

Si mon petit défaut est le grignotage

Mon objectif « ventre plat » : j'évite les fringales 100 % sucrées

Comment gérer votre consommation de sucre ?

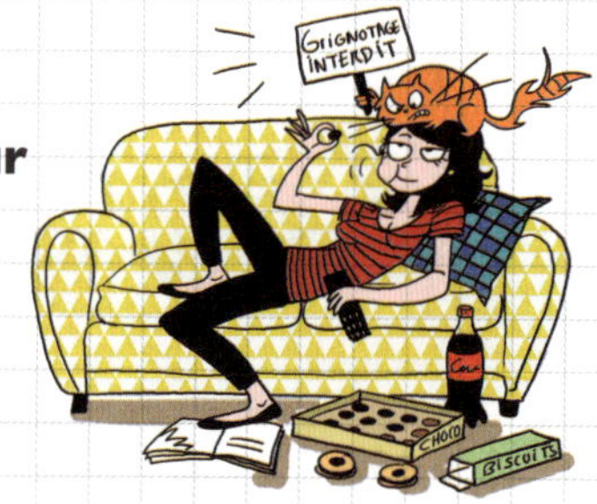

- Ayez toujours en tête votre objectif minceur prioritaire
Une taille fine et féminine, un ventre plat… N'oubliez pas que cet objectif se construit progressivement et qu'il demande quelques ajustements incontournables dans votre alimentation. Si vous acceptez ce contrat avec vous-même, ce sera plus facile !

- Faites l'impasse sur tous les grignotages 100 % sucrés, pendant au moins 4 semaines
Les grignotages ne vous apportent quasiment aucun nutriment intéressant (sels minéraux, vitamines, oligo-éléments)… juste du sucre qui se niche vite sur les hanches et le ventre.

Le chocolat ne fait pas partie de cette catégorie. Mais pour grignoter du chocolat « façon minceur », privilégiez le chocolat noir à 70 % de cacao et ne croquez que 3 carrés par jour maximum.

- Choisissez des grignotages « coupe-faim »
C'est-à-dire satiétogènes ! Ce mot savant définit la **capacité d'un aliment à rassasier** pour un long moment. Ce sont les aliments riches en sucres lents (amidons), en protéines et en fibres.
En faisant vos courses, privilégiez ce type d'aliments et mettez-les bien en évidence dans votre frigo : crevettes, tranches de jambon, surimi, ailerons de poulet, petit fromage de chèvre, tomates cerises, galettes de riz, bâtonnets de carottes, quartiers de pommes…

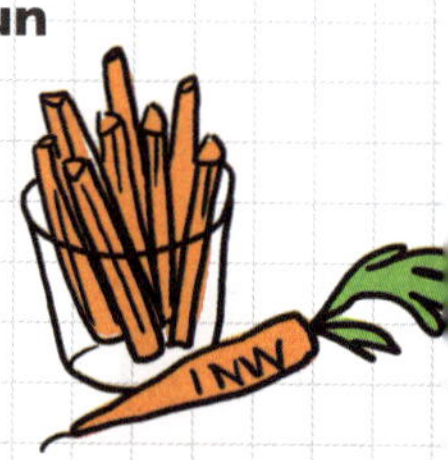

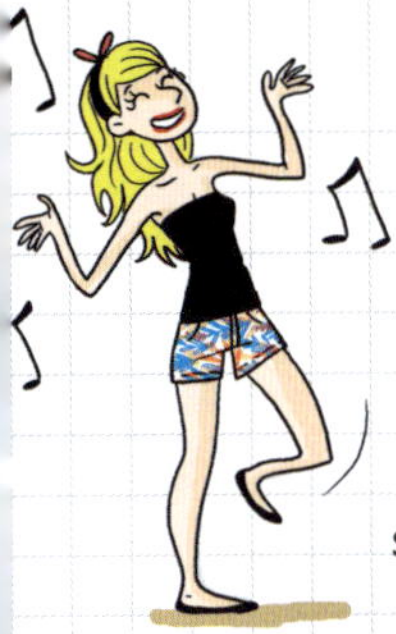

- 4 à 10 minutes de danse ou de marche contre une envie de sucrerie

Dès que vous vous sentez prête à craquer pour un fondant au chocolat caché dans la porte du frigo, **mettez une musique entraînante ou sortez 10 minutes.** Dansez ou faites le tour du pâté de maison, cette activité va vous donner un regain d'énergie et, tout comme le fait l'aliment sucré, produire les endorphines du bien-être. Vous sentirez vite la différence !

- Sachez calculer votre fréquence cardiaque idéale lors d'un effort modéré

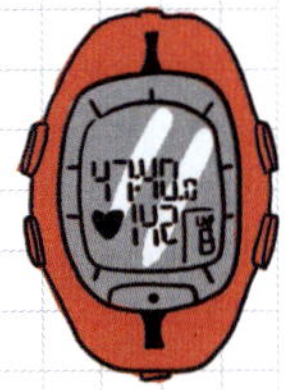

Votre fréquence cardiaque maximum (pulsations par minute) = 220 - votre âge
Exemple : 220 - 30 = 190 pulsations par minute.
Votre fréquence cardiaque pour un effort modéré est égal à 65 % de votre fréquence cardiaque maximum, soit pour cet exemple : 65/100 X 190 = 123 pulsations par minute.
À vos calculs !

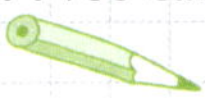 .... pulsations/mn

Si mon petit défaut correspond aux déjeuners trop copieux

Mon objectif « ventre plat » : j'allège mes repas en sucre

Il y en a des sucres dans un repas composé d'un apéritif, d'une entrée, d'un plat et d'un dessert ! Dur, dur pour votre taille…

Comment gérer votre consommation de sucre ?

Si vous ne pouvez pas faire l'impasse sur ce genre de repas parce qu'il s'impose à vous... domptez-le !

Apéritif **Rusez !** Commandez une eau pétillante avec une rondelle de citron. Ça pétille comme le champagne, les calories en moins (70 kcal en moins). Buvez-la très lentement.
OU Prenez une coupe de champagne et vous ferez l'impasse sur le dessert.

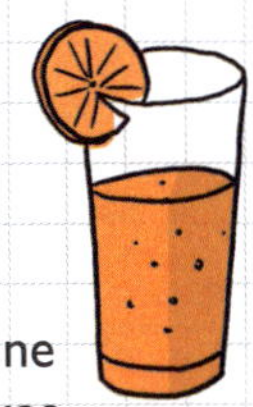

Entrée **Ce plat n'est vraiment pas nécessaire,** mais il est difficile de ne pas suivre le même rythme que les autres. Choisissez l'entrée en fonction de vos goûts et de vos impératifs nutritionnels de la semaine : **pas de sucres inutiles.**

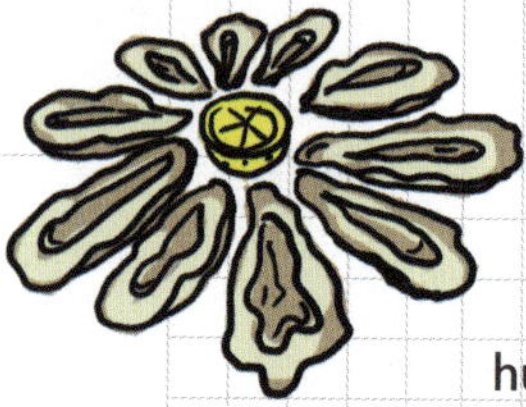

Les impératifs : pas d'entrées faites de pâtes feuilletée, briochée ou sablée, ni de beignets ou de gratins. Trop riche en sucres et en graisses.
Préférez : un petit carpaccio de bœuf, de saumon ou de saint-jacques, des huîtres, une farandole de petits légumes grillés, un œuf cocotte à l'oseille… Dégustez lentement.

Plat

Choisissez la version la plus simple.

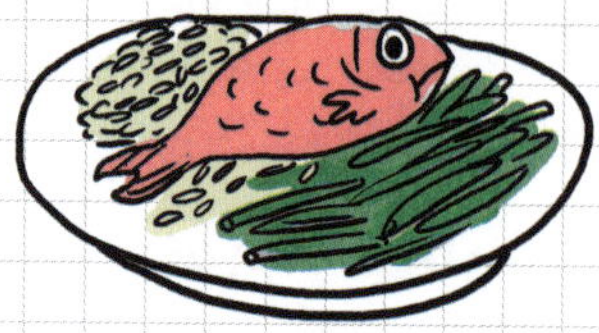

Une viande + un légume + des pommes de terre.
OU
Un poisson + un légume + du riz.

Votre combinaison préférée :
.... + ... + ...

Mangez en priorité les protéines (viande ou poisson), ensuite les légumes pour leurs fibres, puis les féculents.

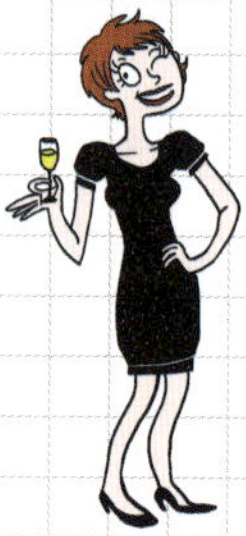

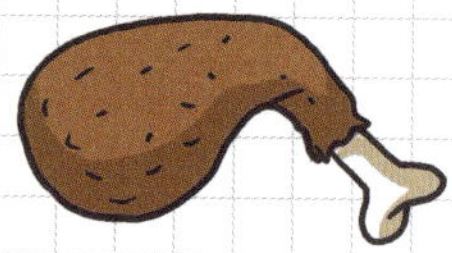

Surtout ne mangez pas de pain à table ! Cette ration est bien suffisante pour satisfaire votre appétit et vos apports énergétiques.

Si vous devez boire du vin : buvez du bout des lèvres le verre qu'on vous sert et ne le finissez pas.

Dessert

Misez sur les fruits !

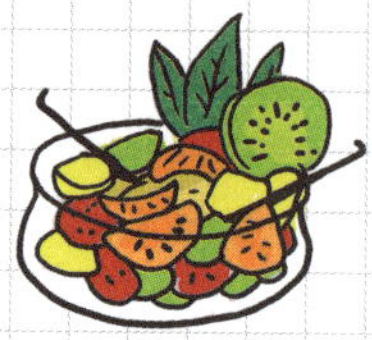

Choisissez en priorité un dessert à base de fruits frais (salade de fruits), coupelle de fraises, carpaccio d'orange ou d'ananas ou un fromage blanc avec un coulis de fruits rouges.

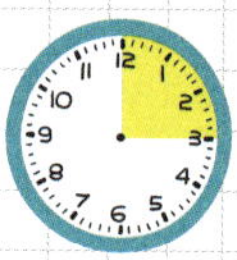

Marchez au moins 15 minutes

Après votre repas, ne rentrez pas tout de suite au bureau ou à votre domicile, faites une marche d'au moins 15 minute au pas « belle allure » (☛ p. 10).

Si mon petit défaut est de privilégier les régimes drastiques

→ Mon objectif « ventre plat » : je ne diabolise pas le sucre

Vous avez tendance à infliger à votre corps un régime « à la dure » : plus de sucre, plus de gras... la disette. Ce type de régimes vous laisse croire qu'au moindre gramme de sucre consommé, vous allez prendre du poids et prendre du ventre : c'est faux ! Cette croyance fait son chemin et vous vous carencez dans la frustration : double punition !

Comment gérer votre consommation de sucre ?

- Profitez d'un bon petit déjeuner

C'est le repas qui doit vous réconcilier avec une alimentation équilibrée faite de sucres, de lipides et de protéines. Mangez-le avec plaisir, sans vous restreindre. Raisonnez logiquement : d'un point de vue calorique, ce repas sera consommé très rapidement car il est le premier carburant pour tout ce que vous avez à faire dans la matinée.

- Ne mangez pas trop de fruits et de légumes

À côté du sucre, vous avez tendance à en consommer en pagaille pour ne pas grossir. Mais les fruits sont riches en fructose et une surconsommation implique une forte consommation de sucre.

La banane, le raisin et les cerises sont très sucrés : à consommer avec modération.

Quand aux légumes, ils sont très riches en fibres. Si vous en mangez de trop, vous risquez d'avoir un transit perturbé et d'avoir le ventre ballonné. L'effet contraire de ce que vous recherchez !

- Bougez et pensez autrement !

Vous avez besoin de vous réconcilier avec votre corps. Faites-en un partenaire et considérez-le dans son harmonie globale au lieu de vous focaliser sur une hanche trop ronde ou une fesse pas assez... Pratiquez des activités douces qui permettent de ressentir votre corps de l'intérieur comme le tai-chi, le Pilates, le yoga.

Si mon petit défaut est la compensation sucrée

→ Mon objectif « ventre plat » : je sais dans quelles circonstances je craque

Si le sucre vous apaise, vous donne du baume au cœur lorsque vos émotions vous submergent…

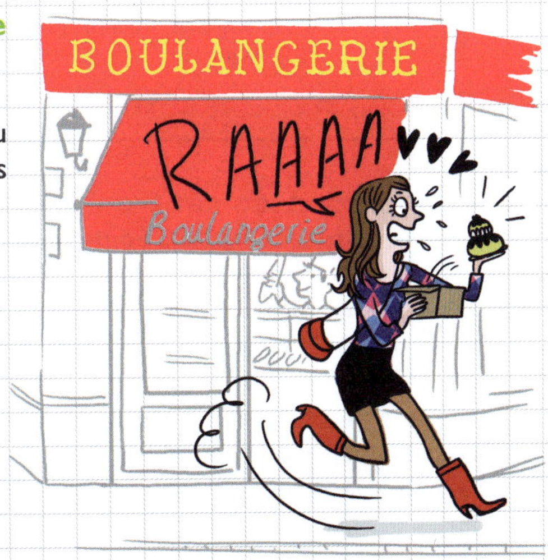

Comment gérer votre consommation de sucre ?

- Repérez votre état émotionnel et décrivez-le

« Je suis nerveuse parce que je me suis fâchée avec mon conjoint et du coup, j'ai envie de manger un pain au chocolat. »

D'autres idées ? Complétez !

....

....

....

En couchant sur le papier une situation que vous rencontrez fréquemment, vous gagnerez un peu de temps et surtout vous prendrez du recul avant de vous ruer dans le placard à gourmandises.

- Inversez votre comportement face au sucre !

Si vous êtes contente des activités que vous avez faites dans la journée, autorisez-vous à vous offrir de temps en temps un plaisir sucré et savourez-le comme une récompense et *NON PAS comme une compensation*... ça change tout !

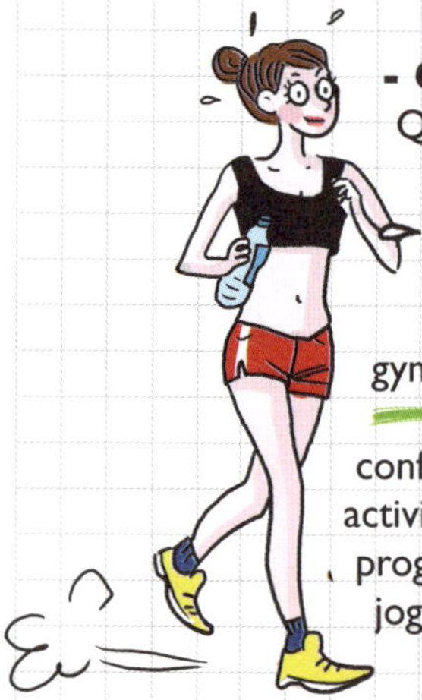

- Gérez vos émotions à travers l'activité physique

Quand une émotion négative devient récurrente, elle finit par laisser une empreinte dans votre caractère. Ne la laissez pas s'installer.

- Si vous avez tendance à être triste ou pessismiste, essayez une activité qui s'appuie sur le jeu, l'émulation d'un groupe (Zumba, aquagym, gym suédoise...).
- Si vous manquez de confiance en vous, favorisez les activités qui mettent en valeur vos progressions (Pilates, stretching, jogging...).

Endorphines + consommation de calories (on les brûle !) + transformation de votre corps, c'est le trio gagnant pour vous !

Énergie dépensée contre énergie consommée

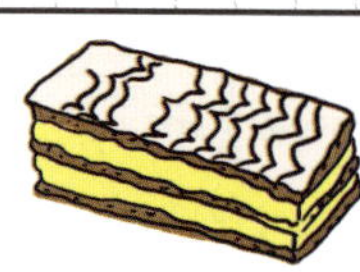

Le conseil de l'expert : Nathalie Hutter, nutrionniste

Évitez de vous dire : « Puisque j'ai fait une activité physique, je peux manger un mille-feuille ». Ce mode de pensée risque de vous dépasser et de vous coûter cher sur la balance ! La raison en est très simple : perdre 350 kcal en marchant, c'est y passer une heure, en améliorant son système cardio-vasculaire et en se retonifiant. Un mille-feuille avec ses 350 kcal s'avale en à peine 5 minutes et n'a pas de grandes valeurs nutritionnelles, à part sa densité calorique.

2e semaine

Objectif physique : Je tonifie mes abdos

Eh oui, c'est à partir du ventre que votre silhouette se dessine ! Plus les abdominaux profonds, ceux qui sont au plus près de la colonne vertébrale, sont renforcés, plus votre corps est stabilisé et fait preuve d'une belle tonicité. Respiration abdominale, exercices en équilibre instable, yoga, Pilates : toutes ces techniques sont idéales pour se refaire une ceinture abdominale solide et musclée.

Une belle silhouette se construit sur une base solide : les muscles abdominaux profonds qui, toniques, sont comme les fondations d'une maison. Ce sont eux qui donnent une belle allure à la fois sexy, athlétique et débordante de vitalité.

Je renforce mes abdos grâce à la respiration

Respirez, c'est naturel, vous n'y réfléchissez même pas. Et pourtant, une respiration contrôlée abdominale (comme au yoga) ou thoracique (comme au Pilates) sont des atouts extraordinaires pour renforcer encore la ceinture abdominale. Elles rendent vos muscles abdominaux plus puissants ! Et c'est sans compter qu'un ventre musclé, c'est aussi un dos en bonne santé.

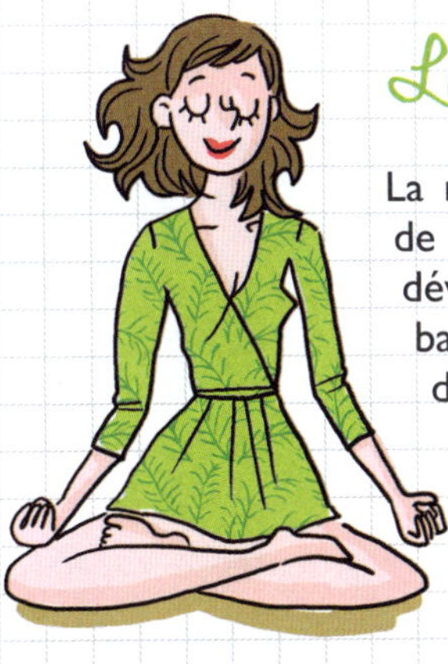

La respiration abdominale

La respiration abdominale est au centre de tous les exercices de yoga. Afin de mieux oxygéner les muscles et le sang, on développe sa capacité respiratoire en remplissant pleinement le bas des poumons, plus volumineux. On tient la position au rythme de 1, 2, 3 respirations. Ça muscle, ça détend, et ça libère aussi du stress. Ouf... respirez !

Étape 1 : Je ressens le mouvement de mon ventre

1 - Allongez-vous sur le dos en posture de relaxation.
2 - Posez la main droite sur l'abdomen.
3 - Inspirez par le nez, en gonflant le ventre. La main se soulève.
4 - Expirez par le nez, en comprimant le ventre au rythme de l'expiration. Le dos reste collé au sol.

Le ressenti : en expirant pas la bouche et en comprimant votre ventre, vous sentez la contraction de vos adominaux qui se « referment » et repoussent le dos au sol. C'est le travail du transverse, le muscle le plus profond.

Imaginez un accordéon quand vous faites cet exercice : c'est exactement le même principe !

Étape 2 : Je cible bien ma respiration

1 - Allongez-vous sur le dos en posture de relaxation.
2 - Croisez les bras sur la poitrine en essayant d'attraper les omoplates pour comprimer la cage thoracique et ne solliciter que l'abdomen.
3 - Inspirez : le ventre se gonfle.
4 - Expirez : le ventre se comprime, le dos reste collé au sol.

Vous devez comprimer vos abdominaux lors de l'expiration et ressentir le travail du transverse qui diminue le diamètre du ventre en se resserrant.

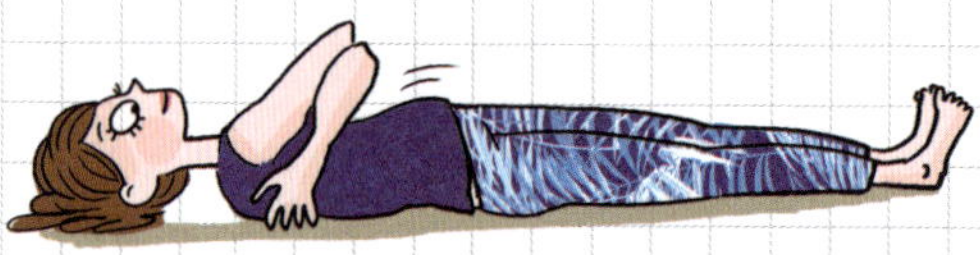

Le ressenti : en bloquant le haut du corps, votre respiration est encore plus ciblée sur votre respiration abdominale.

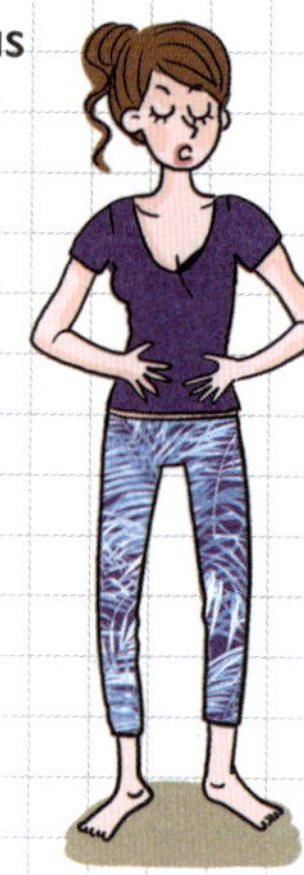

Étape 3 : Je respire et je contracte mes abdos

1 - Debout, jambes tendues et écartées de la largeur des hanches.
2 - Inspirez et gonflez le ventre.
3 - Expirez et comprimez le ventre en contractant les abdominaux.

Le ressenti : le périmètre de votre ventre se resserre et vous aurez la même sensation que lorsque vous serrez une ceinture autour de votre taille.

Maintenant que vous savez localiser votre respiration abdominale et contrôler sa technique, elle devient presque naturelle et vous pouvez solliciter davantage vos abdominaux quand vous respirez.

La respiration thoracique

Elle est davantage utilisée dans les exercices de Pilates pour augmenter la capacité respiratoire.
1 - Allongez-vous au sol, jambes tendues, jointes et relâchées.
2 - Placez vos deux mains latéralement sur les côtes flottantes.

3 - Respirez profondément par le nez en gonflant le ventre et poursuivez votre respiration en poussant vos côtes vers l'extérieur.
4 - Soufflez profondément par la bouche tout en collant votre dos au sol.

Ce type de respiration apporte de nombreux bienfaits

- Il détend le ventre et le plexus solaire.
- Il apaise en profondeur le système nerveux.
- Il atténue et régule efficacement les tensions.
- Il recharge l'organisme en énergie vitale !

Périnée + abdos : la combinaison gagnante

Votre bonne copine vous raconte une blague hilarante et vous voilà pliée en deux, les jambes croisées tant vous avez un besoin pressant d'aller aux toilettes ! Le périnée y est sans doute pour quelque chose.

Les franches rigolades, et plus encore les accouchements ou les abdominaux faits à contre-courant de la physiologie vont exercer une grande pression sur la ceinture pelvienne et entraîner un relâchement des ces muscles situés au fond du bassin, qui forment un hamac appelé aussi « périnée ». Veiller à la tonicité de ces muscles, c'est s'assurer un bien meilleur transit intestinal, améliorer sa régularité et profiter d'une vie sexuelle plus épanouie !

Oui aux abdos hypopressifs !

Ces exercices ne poussent pas les muscles vers le bas et l'avant comme peuvent le faire les relevés de buste mal exécutés. Au contraire, ils permettent de remonter et d'affiner le ventre grâce à une bonne maîtrise de l'exercice associée à une respiration lente et profonde et à un auto-grandissement qui va dégager le bas de l'abdomen et solliciter les muscles posturaux.

Comment tonifier les muscles profonds du bassin ?

En position assise

Asseyez-vous en tailleur ou jambes jointes et fléchies, pieds au sol. Étirez-vous en imaginant que le haut de votre dos est un « I » bien droit. N'oubliez pas de reculer votre menton.
Contractez les muscles qui se trouvent au niveau du pubis et du rectum, comme si vous vouliez que votre pubis remonte vers votre colonne.

C'est le réflexe de contraction lorsqu'on a envie d'aller aux toilettes et qu'on se retient. Vous pouvez aussi imaginer une serpillère qu'on essore !

À faire le matin en même temps que vos respirations abdominales.

En position dorsale

Couchez vous sur le dos, jambes fléchies et écartées de la largeur des hanches. Étirez-vous au maximum.

Expirez ensuite par le nez en contractant les muscles du fond du bassin et en rentrant le ventre (pubis jusqu'au sternum). Visualisez et ressentez que votre nombril se colle au sol (pas de courbure lombaire !).

> Astuce : dès que vous êtes assez entraînée, faites ces exercices debout au bureau, dans une file d'attente, ou couchée en lisant dans votre lit par exemple.

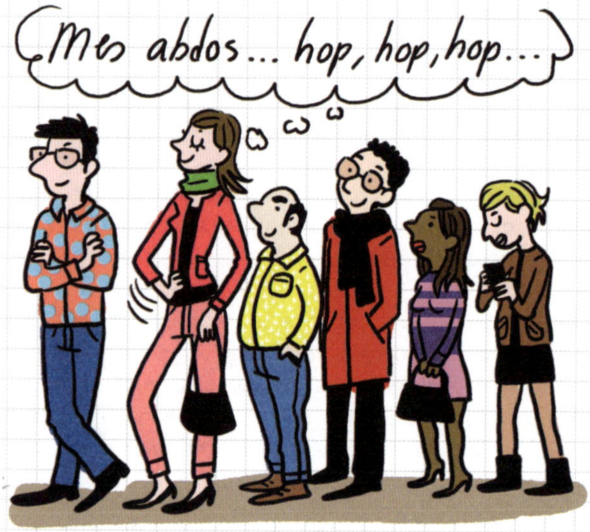

À quel rythme muscler ses abdos en respirant ?

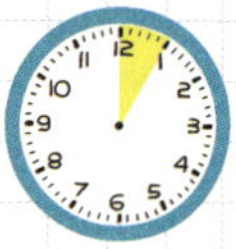

5 minutes le matin : exercez-vous en sortant de votre lit.

5 minutes avant le coucher : en favorisant la quiétude de l'endroit où vous allez pratiquer, loin des distractions : lumière douce, fond sonore apaisant.

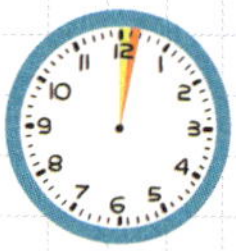

1 à 2 minutes : dès que vous vous sentez stressée ou dépassée par une situation difficile à vivre au quotidien.

> **Faites aussi quelques respirations** en réfléchissant simplement à votre organisation de la journée !

Je souffle dans l'effort !

Il est très important que votre respiration rythme vos abdos et surtout l'effort à fournir. Donc soufflez par la bouche dans l'effort ! Vous verrez qu'en contrôlant bien votre respiration, l'effort sera beaucoup plus supportable et que vous vous sentirez relaxée et moins fatiguée après votre séance.

Relaxation & musculation, c'est le top !

- Vous n'avez pas 5 minutes pour faire une miniséance d'abdos ?
- Vous avez un peu mal au dos en fin de journée ?

→ Faites cet exercice tout simple sur votre lit, ou au sol sur un tapis.

Objectif de l'exercice : il muscle les abdos, détend le dos et vous redonne de l'énergie tout en douceur grâce à la respiration.

Comment muscler les obliques ?
Couchée sur le dos : étirez-vous au maximum, le dos maintenu à plat au sol.
Fléchissez la jambe gauche en plaçant le pied sur le genou droit.
Placez votre main gauche à l'intérieur de la jambe gauche, paume de main vers le ciel. Votre bras droit est fléchi sous votre tête.
En contractant votre périnée et en expirant par la bouche, repoussez votre genou gauche vers l'extérieur en résistant à la pression de la main gauche. Plaquez bien votre dos au sol.

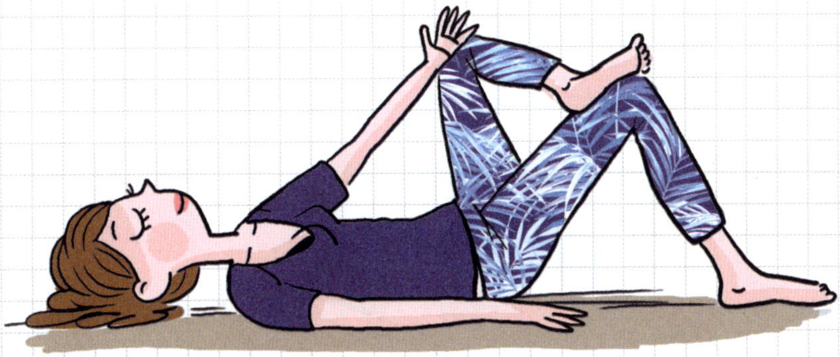

Combien de fois ? À faire 3 fois de chaque côté.

Le Pilates, pour un ventre ferme

Cette méthode de gymnastique fait des émules partout dans le monde. C'est l'activité vedette pour se retonifier avec la précision d'une horloge suisse ! Les muscles profonds, notamment de la sangle abdominale, sont très sollicités grâce à l'exercice tenu au rythme de 2 ou 3 respirations contrôlées. Si en plus vous réalisez les exercices sur un swiss ball, vous êtes en équilibre instable, et pour vous empêcher de tomber, vos muscles sont déjà au travail sans que vous ayez à bouger le petit doigt !

Un **swiss ball** est un ballon en plastique souple de 60 cm de diamètre, ultrapratique pour les exercices physiques !

Je tonifie le bas de mon ventre

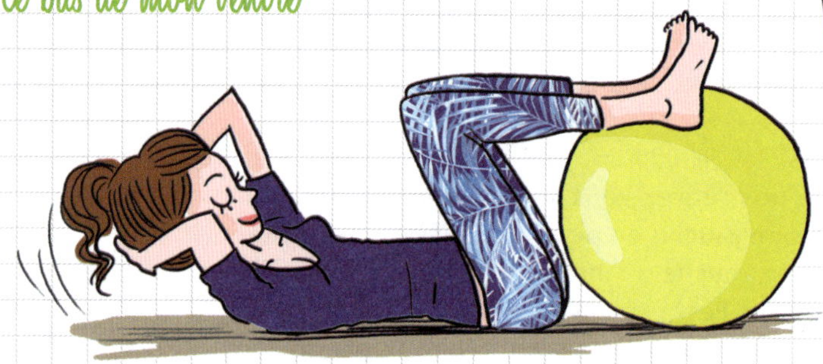

Couchée sur le dos, les bras tendus le long du corps, les jambes sont fléchies et les pieds en appui sur un ballon. En prenant appui sur vos mains, ramenez le ballon vers vous, puis éloignez-le.

Comment respirer ? Soufflez en ramenant le ballon vers vous.

Combien de fois ? À faire 10 fois.

Je me dessine une taille de guêpe

Couchée sur le ballon, les jambes sont fléchies, les pieds au sol. Les deux bras sont tendus devant la poitrine. Lentement, tendez le bras droit latéralement, puis faites une rotation vers la droite tout en ramenant le bras gauche à côté du droit.

Comment respirer ? Soufflez profondément à chaque rotation.

Combien de fois ? À faire 10 fois de chaque côté.

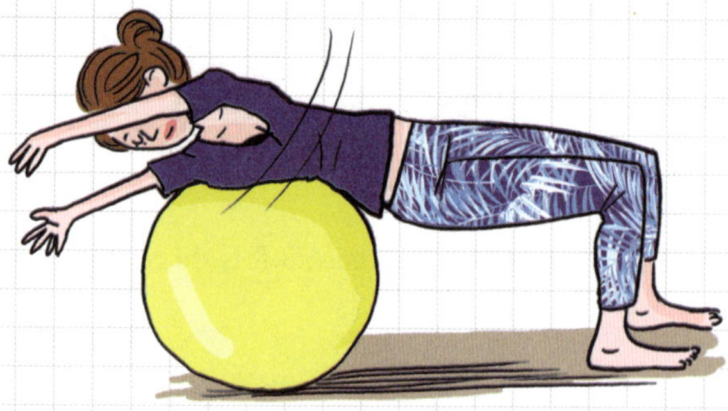

Le 100 % complet

Le haut du dos est en appui sur un ballon, les jambes sont fléchies et écartées de la largeur des hanches, les pieds au sol. Vos mains sont posées derrière la nuque.
Relevez le haut du corps très lentement (pas trop haut pour ne pas faire pression sur le périnée). Attention pas d'impulsion ni d'à-coups !

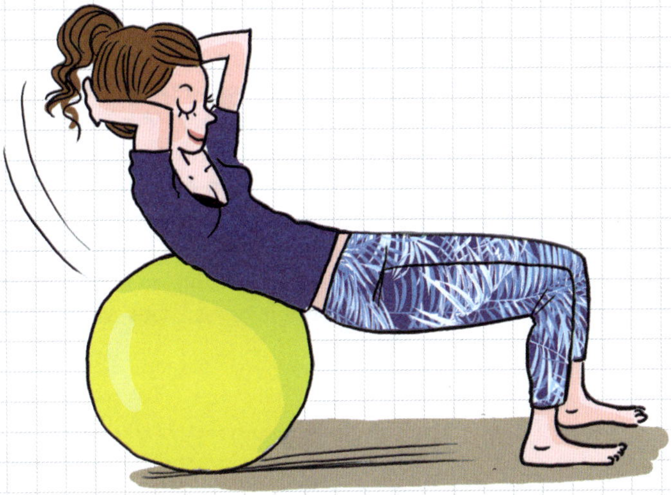

Comment respirer ? Soufflez par la bouche, respirez profondément et lentement.
Combien de fois ? Faire 8 remontées successives.

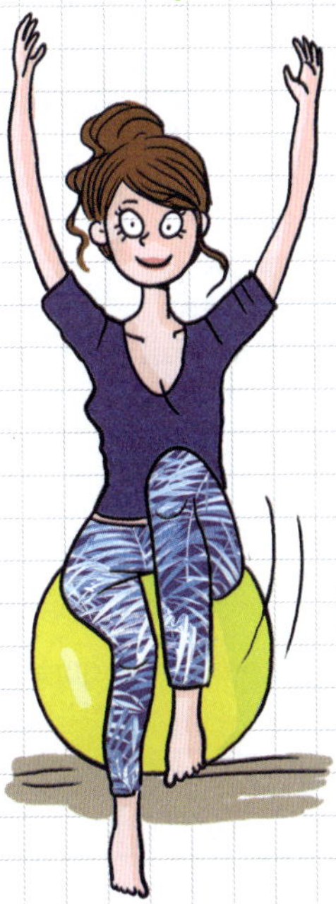

Je soigne mon allure

Assise sur un ballon, le dos bien plat. Les jambes sont jointes et les bras sont levés et tendus de part et d'autre de la tête. Dans cette position, levez le genou droit le plus près possible de la poitrine sans relâcher le dos.
Comment respirer ? Soufflez par la bouche en montant le genou.
Combien de fois ? À faire 20 fois de chaque côté.

Si vous choisissez cette technique, faites une miniséance tous les jours de 15 minutes en enchaînant tous les exercices.

Comment bien se placer pour un exercice en position debout ?

Le conseil de l'expert : Emma Delahaye, professeur de Pilates

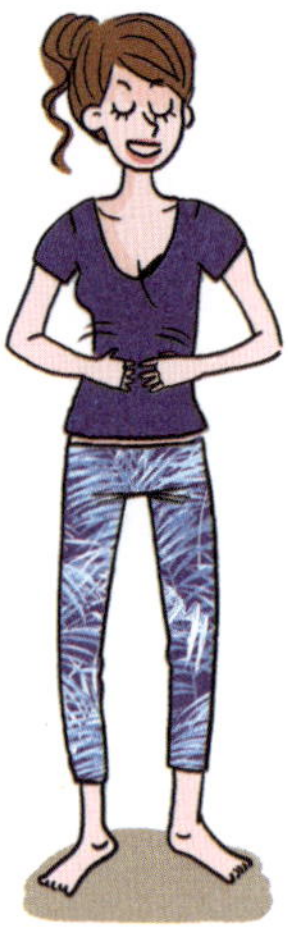

La tête doit être dans le prolongement de la nuque.
Les épaules sont abaissées, la nuque est dégagée et la poitrine ouverte, tandis que les omoplates sont légèrement tirées vers l'arrière.
Le bassin est basculé vers l'avant, le ventre est contracté, les fesses serrées et le haut du corps ne repose pas sur le ventre.
Les jambes sont jointes ou écartées de la largeur des hanches avec une certaine mobilité conservée au niveau des genoux.
Les pieds sont bien à plat (et non en appui sur le bord externe ou interne) et ancrés au sol comme s'ils prenaient racine.
Pour bien vous positionner, regardez-vous de face et de profil dans un miroir en pied. Même si cette position ne vous semble pas naturelle, vous verrez quand l'adoptant vous vous musclerez sans faire le moindre mouvement !

Les meilleurs accessoires à la maison pour intensifier l'effort

Une chaise : pour un parfait alignement

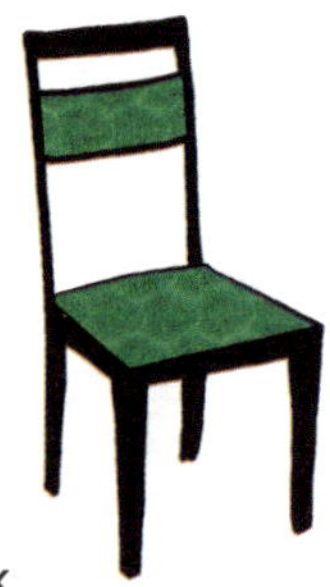

Assise en appui sur le dossier pour un dos parfaitement plat ou face à la chaise, les pieds posés sur le plateau pour ne pas se servir des jambes en faisant des relevés de buste, la chaise est un accessoire très utile (plus que le miroir) pour se repérer dans l'espace.

Un swiss ball : pour cibler la zone à muscler

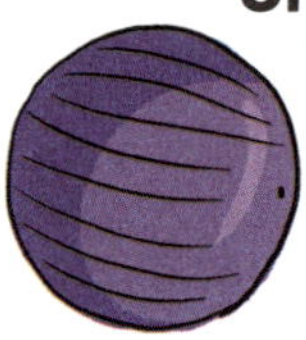

Très souple, le swiss ball épouse parfaitement les formes de votre corps et prend en charge son poids pour mieux travailler uniquement la zone musculaire ciblée. En plus, son équilibre instable augmente encore le travail musculaire. Parfait pour les débutants.

Le podomètre : marcher plus pour mincir

Ce petit accessoire permet de compter vos pas au quotidien. Votre nombre de pas est un indicateur de votre effort physique et de vos dépenses énergétiques.
- 1500 pas par jour : c'est le minimum recommandé.
- 6000 pas par jour : pour ne pas prendre de poids, dans le cas d'une personne qui n'a jamais grossi.
- 8000 pas : afin de ne pas reprendre de poids lors d'un régime minceur.
- 10 000 pas : pour vraiment aider à mincir.

Dans l'eau, ça muscle à fond

Vous aimez l'eau et l'exercice en piscine ou à la mer ? Tant mieux ! L'eau a pour l'exercice physique des propriétés magiques ou presque ! Elle est 12 fois plus résistante que l'air, chaque exercice réclame ainsi plus de force pour lutter contre cette résistance et les muscles se tonifient plus vite. Par ces mouvements, elle a un effet massant sur votre corps et booste votre circulation sanguine et lymphatique. Dans l'eau, votre corps pèse la moitié de son poids… les exercices ont l'air facile ! Et même si vous transpirez, vous souffrez moins des désagréments de la transpiration (mais n'oubliez pas de boire !).

Je me fais des abdos à la piscine

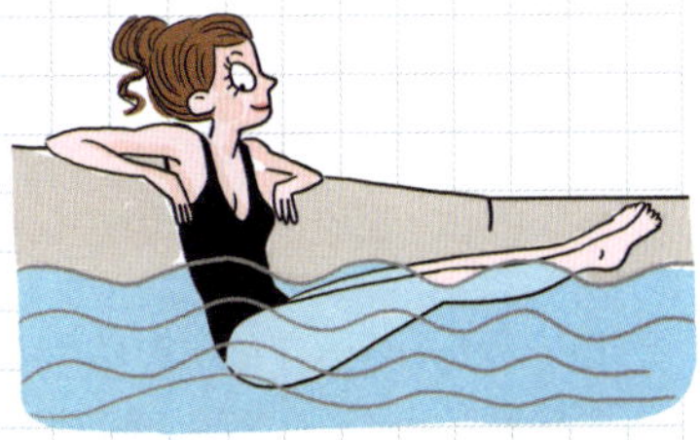

Je m'affine la taille

Placez-vous dos au bord de la piscine dans la partie profonde, les bras en appui sur le bord. Lever les deux jambes tendues en équerre. Amenez les deux jambes à droite puis à gauche en gardant le bassin bien droit.

Comment respirer ? Soufflez profondément par le nez chaque fois que vous déplacez les jambes à droite. Expirez ensuite en pivotant à gauche.

Combien de fois ? Faire 3 séries de 6 répétitions.

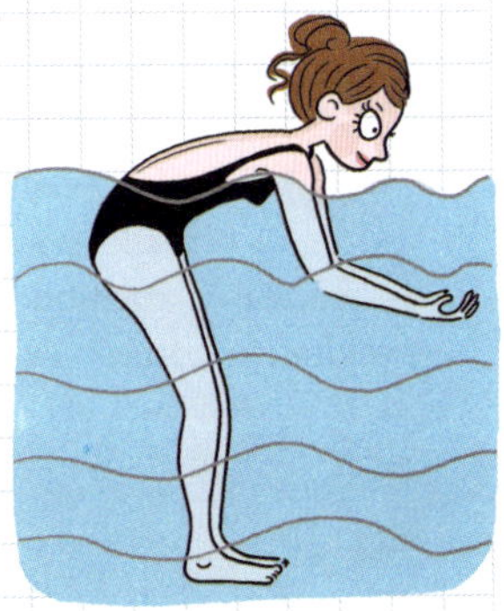

Je gaine mes abdos

Debout dans l'eau, immergée jusqu'à la poitrine, les jambes mi-fléchies et écartées de la largeur du bassin. Faites des pelles avec vos mains en ramenant un maximum d'eau vers la surface.

Comment respirer ? Soufflez chaque fois que vous brassez l'eau vers le haut.

Combien de fois ? Faire 4 séries de 8 répétitions.

Ne vous penchez pas trop vers l'avant.

Je brûle plus de calories

Debout dans l'eau, immergée jusqu'à la poitrine, les jambes mi-fléchies et écartées de la largeur du bassin. Poussez sur vos jambes et sautez en fléchissant les genoux tournés vers l'extérieur comme une grenouille.

Comment respirer ? Soufflez par la bouche en sautant.

Combien de fois ? Faire 3 séries de 10 sauts avec une phase de récupération de 1 minute entre chaque série.

Avec une planche, c'est encore mieux

Avec sa surface importante, la planche augmente encore la résistance à l'eau. Cet exercice est extrêmement efficace pour muscler toute la ceinture abdominale.

Je renforce mes abdos

Debout dans l'eau, immergée jusqu'à la poitrine, les jambes mi-fléchies et écartées de la largeur du bassin. Placez la planche sous votre pied gauche. Fléchissez le genou gauche vers la poitrine, puis poussez la planche avec le pied vers le fond de la piscine.

Comment respirer ? Soufflez par la bouche chaque fois que vous poussez sur la planche pour l'enfoncer dans l'eau.

Combien de fois ? À faire 5 fois de chaque côté.

L'aquabiking fait décoller mes kilos en trop !

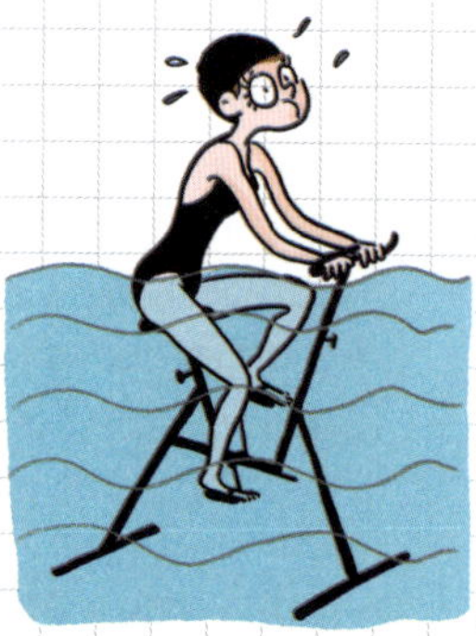

Du vélo dans l'eau ? L'idée est géniale et il fallait y penser. En piscine ou dans une baignoire en institut, vous pédalez dans l'eau en variant les techniques (en danseuse, en rétropédalage, en appui sur le guidon...) et les rythmes.

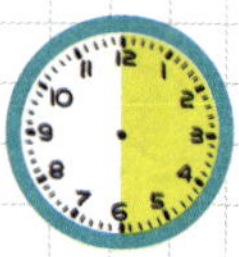

C'est parti pour une séance de 30 minutes ! Les résultats sont très convaincants. Les abdominaux travaillent à plein régime, la circulation du sang est stimulée, ainsi que la lymphatique. On brûle en maximum de calories, la culotte de cheval s'atténue et l'effet massage relaxe. Une excellente combinaison pour remodeler la silhouette.

Si vous choisissez de vous muscler en piscine, essayez d'y aller 2 fois par semaine et de compléter cet entraînement à la maison avec 2 séances d'exercices abdominaux de votre choix.

Notez ici les exercices à faire au cours de cette semaine.

Début de votre entraînement ....

	Piscine	Abdos exo 1	Abdos exo 2
Lundi			
Mardi			
Mercredi			
Jeudi			
Vendredi			
Samedi			
Dimanche			

2e semaine

Objectif nutrition : Des fibres, des protéines et de l'eau minéralisée au menu !

Des fibres pour faciliter le transit intestinal et favoriser la satiété, des protéines pour optimiser la masse musculaire et de l'eau minéralisée pour une bonne hydratation et un surplus d'oligo-éléments. On continue nos efforts pour une alimentation minceur durable.

Je revisite mon assiette

Perdre du ventre durablement, c'est possible, si vous vous prenez en main. Un nutritionniste et un coach sportif peuvent vous aider, vous donner les connaissances nécessaires à un mode de vie sain, mais sur la durée, le seul maître à bord, c'est vous et vous seul qui devrez gérer et ressentir les besoins de votre corps.

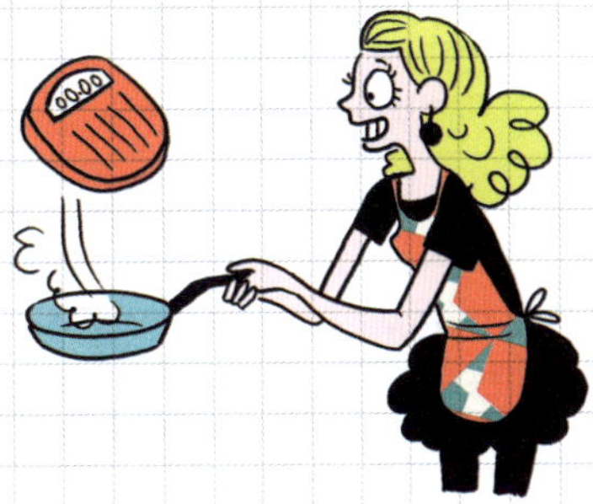

Évitez la routine !

- Soyez créative ! Agrémentez vos repas de sauces légères, de nouveaux légumes…
- Cuisinez avec plaisir ! Et selon votre tempérament : en suivant votre inspiration, en reproduisant une recette, en accommodant les restes, en équipe avec votre compagnon...
- Adaptez votre cuisine à toute la famille. Vos repas doivent rester appétissants et gourmands afin que vos proches aient aussi envie d'adopter ce nouveau mode alimentaire.
- Attention à ne pas goûter trop souvent !
- Ce sera encore plus facile, si vous connaissez les vertus des aliments, leur pouvoir rassasiant, les apports nutritionnels quotidiens à respecter, les meilleures associations… et les petits écarts que vous pouvez vous accorder en conséquence.

Il est plus compliqué de préparer des spaghetti carbonara (très riches) pour les enfants et des pâtes avec un coulis de tomates rien que pour vous. Améliorez plutôt les pâtes de vos enfants avec du fromage rapé ou des petits boules de mozzarella un peu gratinées, afin que tout le monde y trouve son plaisir !

Je mange « satiétogène »

C'est-à-dire des aliments rassasiants. Ils calment votre sensation de faim pour longtemps. Leur assimilation étant lente, il n'y a pas une augmentation rapide et subite du taux de sucre dans le sang, qui est en progression constante. À l'inverse de certains aliments comme les sucres rapides. Avec eux, moins de coups de pompe et d'envies irrépressibles de manger. Ils sont aussi appelés « aliments à l'index glycémique faible ».

Pour vos repas, pensez à la règle de 4

1 - 50 % de sucres lents par jour

Les aliments riches en glucides complexes ou lents « calent » bien, surtout s'ils sont consommés « complets » (céréales complètes) plutôt que « raffinés ». En effet, ces aliments contiennent plus de fibres qui rendent leur assimilation encore plus lente.
Choisissez : boulgour, quinoa, épeautre, riz complet, sarrasin, pain de seigle...

Avantage : surtout si vous bougez, vous ne stockez pas les sucres qui se transforment en graisse en priorité sur le ventre !

2 - 35 % de protéines par jour

Les protéines aussi augmentent la satiété car elles sont digérées lentement par l'organisme.
Misez sur les viandes blanches, œufs, produits laitiers, crustacés, poissons et légumineuses.

Avantage : quand on veut se refaire une belle masse musculaire, les protéines optimisent sa construction.

3 - 12 à 15 % de lipides par jour

Les lipides, en ralentissant l'évacuation du bol alimentaire (de l'estomac vers l'intestin), augmentent la satiété. On les trouve dans les viandes, poissons, huiles, œufs, beurre, pain, céréales...

Le petit hic pour le ventre : surtout ne pas manger de lipides en excès car ils iront se stocker tout de suite dans des cellules de l'organisme qui servent de réserves à gras (les « adypocites »).

4 - 25 grammes de fibres contenus dans les légumes, les fruits et les céréales complètes

L'apport journalier idéal est de 25 grammes de fibres et 5 fruits et légumes. Les fibres se gonflent dans l'estomac en ralentissant la vidange gastrique et en augmentant la sensation de satiété.

Le petit hic pour le ventre : les fibres non solubles des légumes (peau des pommes de terre ou d'autres légumes) peuvent vraiment ballonner le ventre.

Avantage : les fruits et les légumes augmentent le volume du repas mais pas l'apport calorique, sauf si vous en consommez trop (surtout les fruits).

Je choisis des viandes maigres

Les viandes sont classées en 3 catégories en fonction de leur teneur en lipides :
- **viandes maigres :** dont la teneur en lipides (graisses) est inférieure à 5 %.
- **viandes mi-grasses :** leur taux de lipides est compris entre 5 et 15 %.
- **viandes grasses :** teneur supérieure à 15 % de lipides.

Les viandes grasses et mi-grasses consommées en trop grandes quantités apportent trop d'acides gras saturés (AGS) et de cholestérol. Or, on sait que trop de LDL cholestérol (mauvais cholestérol) dans le sang favorise le risque de maladies cardio-vasculaires.

→ Choisissez bien votre morceau ! L'apport lipidique de votre viande va être déterminé par le morceau que vous allez choisir. En effet, dans une même variété de viande, il y a à la fois des morceaux gras et des morceaux maigres.

Morceaux maigres
- Cheval : tous les morceaux
- Bœuf : bifteck, faux filet, steak haché à 5 %
- Porc : filet
- Veau : escalope, filet
- Dinde : cuisse sans peau, escalope, rôti
- Lapin, poulet : escalope

Attention : certaines viandes maigres peuvent contenir autant ou plus de cholestérol que certaines viandes grasses. Par exemple, l'épaule d'agneau (morceau gras) apporte autant de cholestérol que l'escalope de veau (morceau maigre), soit 70 mg.

Morceaux mi-gras
- Bœuf : flanchet, steak haché à 10 %
- Veau : côte, poitrine, rôti, épaule
- Canard, pintade, poule, poulet : tous les morceaux (hors escalope)

Morceaux gras
- Agneau : côtelette, gigot, épaule
- Mouton : tous les morceaux
- Bœuf : côte, entrecôte, steak haché à 15 et 20 %
- Porc : côtelette, rôti, travers, échine
- Volaille : oie (tous les morceaux)

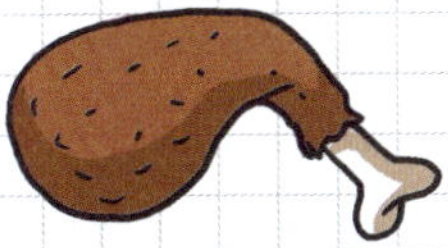

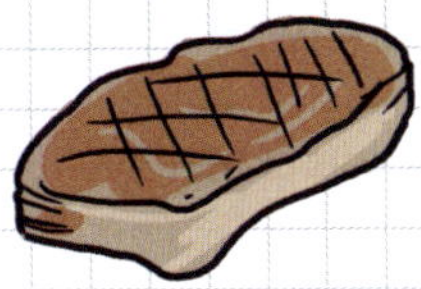

Je varie mon alimentation

6 combinaisons satiétogènes gourmandes et minceur

Facile à faire, savoureux et peu caloriques, ces repas vous préserverons de la sensation de faim pour un moment… Mais oubliez le pain pour accompagner votre repas !

On peut parfaitement manger de façon saine, équilibrée, et respecter la bonne dose de calories tout en se régalant.

Plat végétarien tagliatelle au pistou + tomates cerises farcies de ricotta et ciboulette.

Poisson pavé de cabillaud à la crème ciboulette + purée de petites pommes de terre et de céleris-raves.

Viande rouge émincés de cœur de rumsteck aux 5 épices + wok de légumes + pâtes chinoises au riz.

Crustacés champignons farcis au magret fumé + riz complet + 4 à 5 coquilles Saint-Jacques poêlées.

Volaille boulgour + 2 escalopes de poulet aux citrons confits (environ 40 g de protéines).

Viande blanche un filet mignon de porc de 120 g environ + pommes de terre fondantes + côtes de bettes sautées.

Comptez 1 gramme par kilo en poids. Exemple : une femme de 50 kg consommera 50 g de protéines quotidiennes.

Quand vous préparez une recette, pensez toujours à ces paramètres : viande maigre + aliments satiétogènes + sucres lents + peu de gras et de sel + dessert peu sucré = repas minceur équilibré.

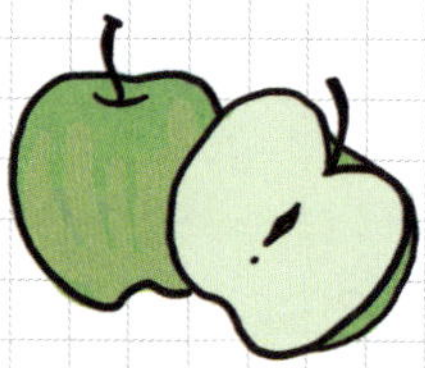

Le top 5 des aliments les plus satiétogènes

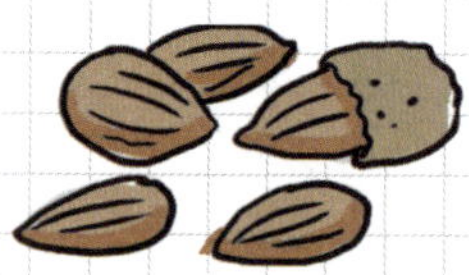

1 - le pain complet (pas plus de 250 g par jour)
2 - les amandes fraîches (pas plus de 8 par jour)
3 - les pommes (2 par jour à manger fraîches ou en compote sans ajout de sucres)
4 - le foie de veau, très protéiné et riche en fer (100 g, 1 seule fois par semaine)
5 - le fromage blanc (2 portions de 100 g par jour, au petit déjeuner et au goûter)

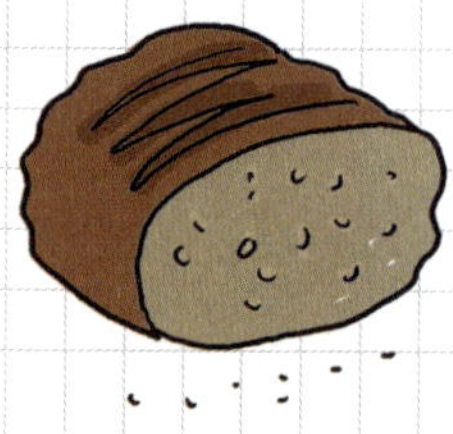

Je multiplie les techniques de cuisson

Certaines cuissons ne réclament pas un gramme d'ajout de graisse supplémentaire. Mais... elles ont parfois leurs petits inconvénients : pratiques ou nutritionnels.

À l'eau !

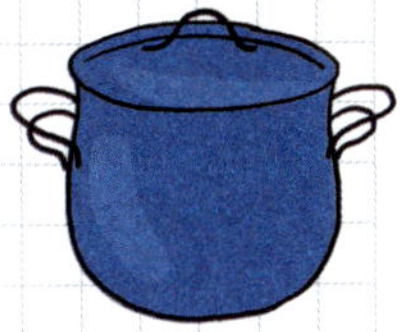

Les aliments sont bouillis, sans ajout de graisse. Cette cuisson pourrait donc être idéale.

Inconvénient : à une température élevée, les nutriments comme la vitamine C passent dans l'eau de cuisson et la texture des légumes est un peu ramollie. Cette cuisson un peu tristounette évoque un régime drastique !

À l'étouffé : tout est préservé !

La cuisson à l'étouffé convient bien aux aliments riches en eau, surtout les légumes (tomates, courgettes...). Les aliments cuisent à une température relativement basse : 70 °C. Pas ou peu de déperdition de nutriments.

Inconvénient : la cuisson est longue. Il faut surveiller et remouiller les aliments souvent pour qu'ils restent moelleux.

Au four, idéal pour les viandes et le poisson

Savoureuse, cette cuisson apporte une belle coloration dorée aux aliments sans nécessairement apporter de matière grasse. Dans le cadre d'un programme minceur, elle est parfaite pour les viandes ou les poissons. Mettez-les en contact avec des légumes qui rendent leur eau pour un jus délicieux. Viandes blanches, poulets, poissons s'en accommoderont très bien.

Inconvénient : la cuisson doit être minutée et parfaitement maîtrisée.

En papillote, quelle saveur !

La cuisson la plus connue des adeptes de la minceur ! Elle consiste à envelopper poissons, viandes blanches ou même légumes entourés de condiments dans une aumônière en papier sulfurisé qui préserve leurs saveurs. Au four pendant une vingtaine de minutes. Attention : pas de papier aluminium (la cuisson dans de l'alu serait cancérigène...).

Inconvénient : ne fonctionne vraiment bien qu'avec une sélection d'aliments adaptés à cette cuisson, comme le poisson.

Ma recette culte de poisson en papillotte

.... + ... + ...
.... + ... + ...
.... + ... + ...

À la vapeur, vitesse grand V

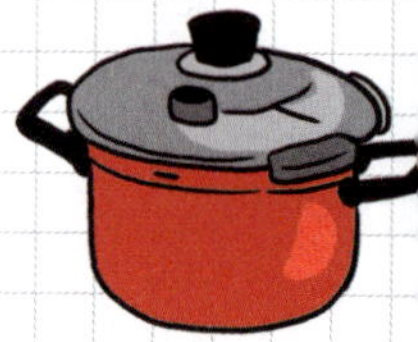

Très rapide, avec une cocotte ou un autocuiseur, la cuisson à la vapeur est réputée pour cuir les aliments de manière diététique en conservant les nutriments.

Inconvénient : comme la cuisson à l'eau, la vapeur tend à rendre les aliments moins goûteux, un peu ramollis. C'est alors qu'entrent en scène les sauces, mayonnaises et autres vinaigrettes, qui certes apportent du goût, mais gâchent le régime.

Au gril, mais avec précaution

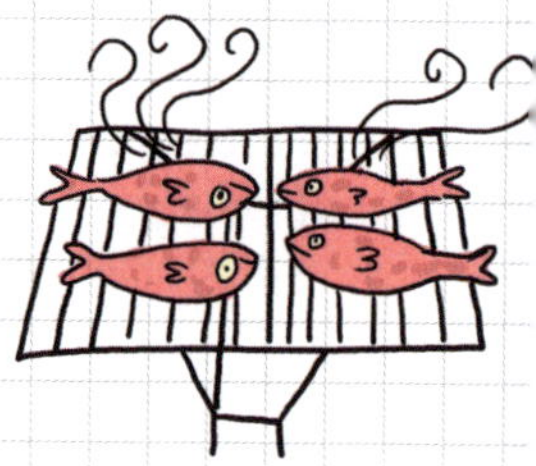

Il permet de saisir rapidement les viandes et les poissons, de leur apporter un délicieux goût de grillé, sans pour autant ajouter de graisse.

Inconvénient : attention que l'aliment ne soit pas trop proche ou au contact de la flamme, qui peut carboniser les aliments en produisant des composés toxiques cancérigènes.

Je transforme mes légumes

C'est fou ce que les légumes ne font pas l'unanimité ! Regardez dans les assiettes de vos voisins au restaurant… les frites prennent souvent la place des haricots verts. Dommage !
Il y a mille et une façons de manger des légumes. Pensez-y…

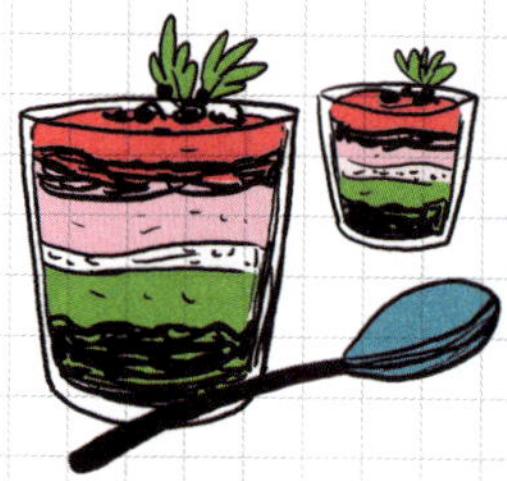

- Les légumes en gaspacho (soupe froide) ou présentés dans de petites verrines (courgettes, aubergines, tomates, céleri) font fureur en été.

Mes petites verrines pour l'apéro

.... + ... + ...
.... + ... + ...
.... + ... + ...

- En soupe, en bouillon, en consommé, en les mélangeant entre eux pour plus de goût.

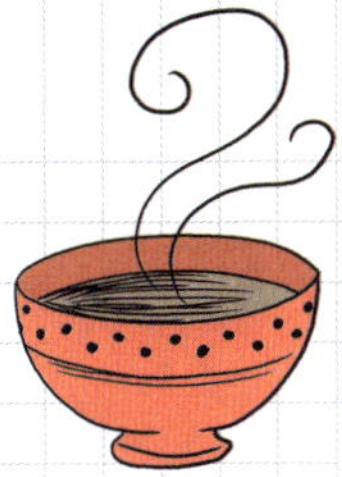

Ma meilleure recette de soupe aux légumes

.... + ... + ...
.... + ... + ...
.... + ... + ...

- En terrine ou gâteau de légumes cuit au four et lié avec deux blancs d'œufs.

- En gratin, avec un peu de parmesan ou de comté râpé.

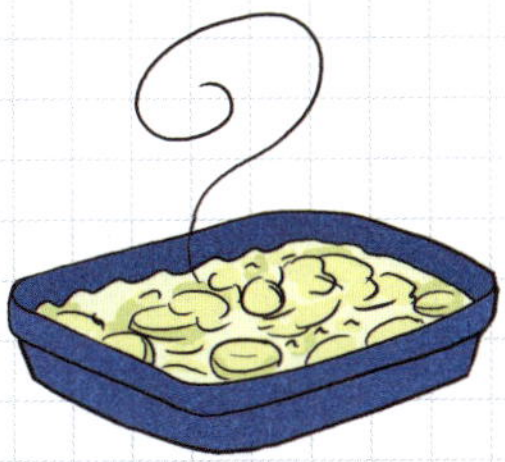

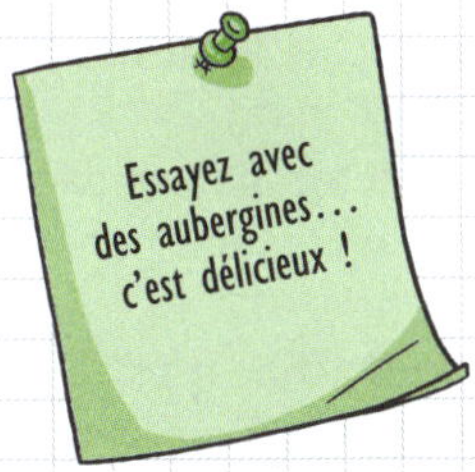

- En petits farcis, les légumes deviennent le contenant de la farce fait de viande maigre mélangée aussi avec quelques condiments.

- En ratatouille, en purée...

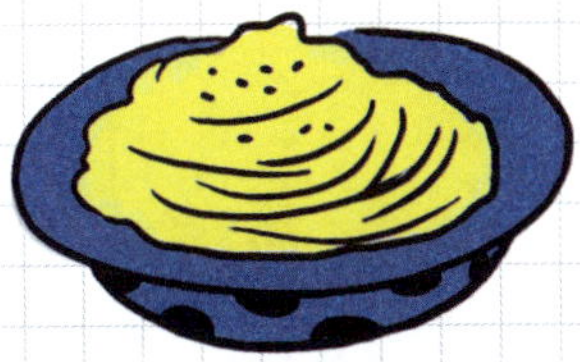

Astuce : évitez d'acheter des soupes, des purées, des ratatouilles toutes faites, qui contiennent trop de gras et de sel pour leur donner du goût. **Le « fait maison » est le secret des personnes qui veulent mincir !**

8 étapes-clés pour cuisiner minceur

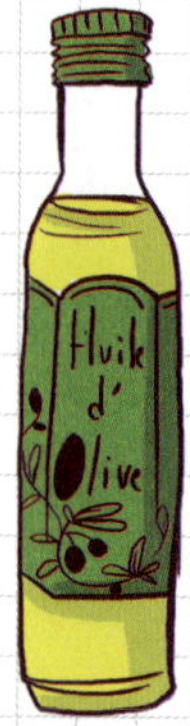

- J'utilise l'huile en spray pour ne pas avoir la main trop lourde.

- Mes accessoires de cuisine sont de qualité et antiadhésifs.

- Je remplace les crèmes très riches par des sauces plus légères à base de fromage blanc, de lait ou de crème allégée, voire de lait végétal (soja, riz, avoine...).

- Je lie mes sauces avec un gélifiant comme l'agar-agar (une algue) plutôt qu'avec de la farine.

- Je ne tombe pas dans une routine super-déprime : steak haché-haricots vert. Vous n'êtes pas punie !

- Je hache mes condiments en avance et je les congèle pour en avoir toujours sous la main.

- J'ai toujours du poisson au congélateur et le préfère comme repas express à une pizza !

- J'adapte mes repas aux plaisirs de toute la famille en un seul et unique repas. C'est aussi ça l'éducation : bien manger.

Apprenez aux enfants par exemple qu'une pizza aux champignons et jambon blanc parsemée d'un peu de fromage râpé, c'est beaucoup moins gras qu'une pizza aux 4 fromages vraiment trop calorique et pleine de graisses saturées. Pensez aux sensations que les enfants aiment retrouver dans les aliments : le croustillant, le mélange sucré/salé... Des découvertes nouvelles qui éveillent leur curiosité et augmentent la palette de leurs goûts.

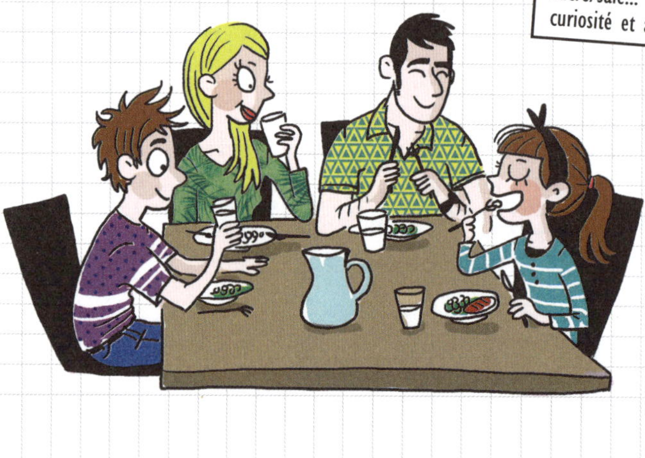

Êtes-vous experte en nutrition ?

Plus vous aurez de bonnes connaissances en nutrition, meilleur coach vous serez pour vous-même : votre corps va se transformer, vous gagnerez en confiance et vous progresserez jusqu'à obtenir le ventre bien plat que vous désirez…

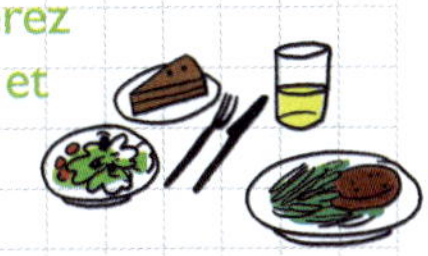

Les fibres des aliments sont très bénéfiques pour

■ mon ventre
● mon cerveau
▲ mon cœur

Le métabolisme de base, c'est

● la quantité de nutriments que contient un aliment
▲ le temps qu'il faut pour digérer
■ l'apport calorique nécessaire pour faire fonctionner les organes vitaux

Un croissant aux amandes contient

■ plus de 300 kcal
● environ 200 kcal
▲ entre 200 et 300 kcal

Quel est le fromage le plus riche en lipides ?

▲ le camembert
● le fromage de chèvre frais
■ le comté

L'« IMC » donne une indication sur

● l'épaisseur de nos os
▲ la longueur de nos intestins
■ l'influence de notre poids

Le saumon est un poisson

● maigre
■ gras
▲ plus gras que la viande de veau

Un apport calorique de 1500 kcal par jour correspond

▲ à un repas de déjeuner du quotidien
■ à un régime amaigrissant
● au régime alimentaire d'un athlète de haut niveau

Un adypocite, c'est

■ une cellule qui contient des graisses
● un enzyme qui déclenche la digestion des sucres
▲ une bactérie non pathogène

Une cuillère d'huile d'olive

● est moins calorique qu'une cuillère d'huile de colza
▲ plus calorique que l'huile de tournesol
■ à égale valeur calorique que les deux autres huiles

L'amidon, c'est…

● un condiment
■ un sucre complexe
▲ un oligo-élément spécifique aux pommes de terre

Faites les comptes !

■	●	▲

Vous avez entre 7 et 10 ■

Je vous dis bravo ! Vous avez de très bonnes connaissances en nutrition. C'est un atout pour mener à bien votre programme minceur. Si vous appliquez vos connaissances à votre mode de vie, vous pourrez facilement perdre du poids ou le maîtriser tout en optimisant votre capital musculaire. En tenant ce rythme quotidiennement, en un mois vous pourrez retrouver une silhouette affinée.
Avec une alimentation saine, le secret d'un ventre plat se cache dans les fibres qui améliorent le transit et diminuent les sensations de ballonnements.

Il faut tenir sur la longueur, en vous habituant et en vous éduquant à une alimentation équilibrée. La clé : réguler vos comportements compulsifs qui sapent tous vos efforts !

Vous avez entre 3 et 6 ■

Vous commencez à bien connaître la nutrition et les deux premiers chapitres de ce livre en sont sans doute pour quelque chose. Continuez à vous intéresser aux aliments, à leurs rôles, la façon de les cuisiner, leurs valeurs nutritionnelles. Vous êtes capable de reconnaître ceux qui sabotent vos efforts pour avoir un ventre plat et une taille affinée. Vous savez aussi évaluer ce que vous avez besoin de manger en fonction de vos dépenses énergétiques pour ne pas favoriser le stockage des capitons graisseux sur ces zones.

De temps en temps, mesurez votre tour de taille ou essayez un pantalon dans lequel vous aviez du mal à entrer. C'est un excellent test pour apprécier l'intérêt de vos connaissances et vérifier le fait que vous savez les appliquer !

Vous avez entre 0 et 4 ■

La nutrition, c'est un peu nouveau pour vous. Vous êtes en pleine période d'initiation. Il faut un début à tout ! Jusqu'ici vous envisagiez l'alimentation plus d'un point de vue de la gourmandise que de la santé ou du bien-être. Concentrez-vous sur les aliments satiétogènes, bougez, faites régulièrement vos exercices et prenez-vous en photo semaine après semaine. Vous allez voir la différence !

Ce cahier va vous donner la possibilité de mieux connaître les aliments... sans vous prendre la tête et en vous faisant perdre du ventre ! C'est gagnant-gagnant non ?

3e semaine

Objectif physique : Je redessine mon ventre

Vous avez une taille joliment dessinée, mais un estomac un peu bedonnant ? Un ventre assez plat mais pas de taille ? Des hanches un peu lourdes alors que votre buste est menu ?
Vous ne changerez pas radicalement votre morphologie mais vous pouvez tonifier votre silhouette et lui donner plus de pep's et de ligne. Des exercices encore plus ciblés peuvent sculpter votre ventre ou affiner votre taille efficacement. Suivez le guide !

Je concentre mes efforts sur les zones moins musclées

Je dessine ma taille avec un petit ballon

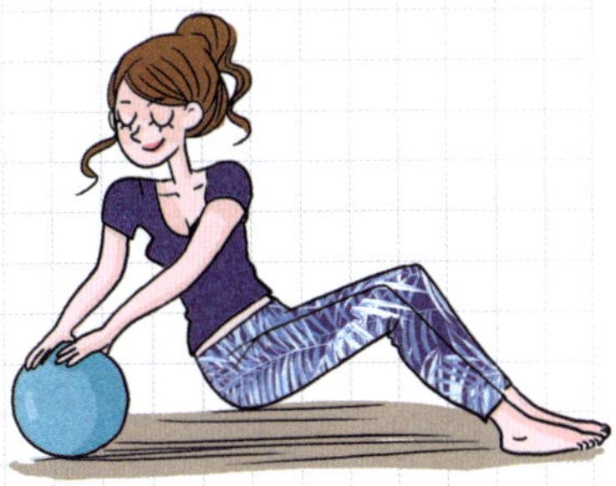

Assise, les jambes jointes et fléchies, les pieds au sol. Placez un petit ballon ou un autre objet derrière votre dos. En vous inclinant légèrement vers l'arrière, faites une rotation du buste vers la droite et allez chercher le ballon des deux mains. Revenez à la position de départ, puis faites une rotation vers la gauche pour replacer le ballon derrière votre dos, toujours des deux mains.
Comment respirer ? Expirez chaque fois que vous saisissez le ballon.
Combien de fois ? Faire 5 tours complets en partant à chaque fois de la droite vers la gauche. Puis inverser.

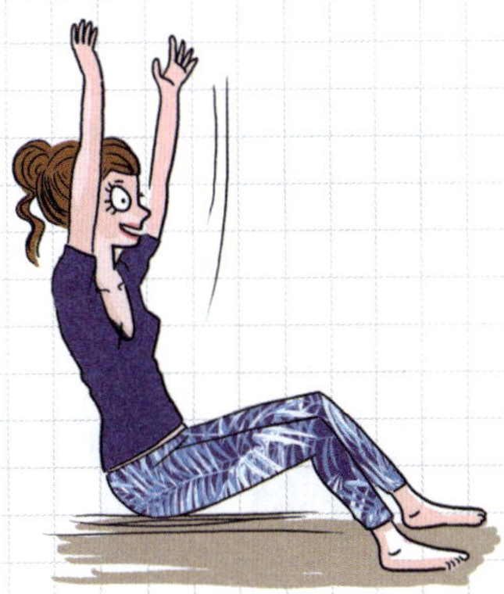

Je fortifie le bas de mon dos

Assise, les jambes fléchies, pieds au sol. Le dos est parfaitement plat et les bras sont parallèles et tendus au-dessus de la tête.

Attention : ne donnez aucune impulsion avec le haut du corps.

Lentement sans vous servir du haut du corps, relâchez le bas du dos comme si vous alliez toucher un mur situé 10 cm derrière vous, puis étirez le bas du dos vers le haut pour revenir à la position de départ.
Comment respirer ? Soufflez par la bouche en étirant le dos vers le haut.
Combien de fois ? À faire 10 fois, tous les jours.

Je soigne ma posture pour une allure plus dynamique

Assise au sol, les jambes jointes et fléchies, les pieds à plat. Les bras sont tendus devant la poitrine. Lentement, inclinez-vous vers l'arrière tout en dirigeant votre corps vers la droite tandis que vous tendez la jambe droite. Gardez la position quelques minutes. Changez de côté.

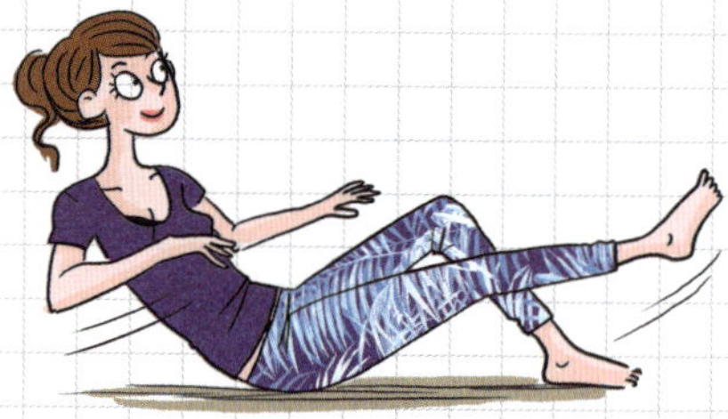

Comment respirer ? Soufflez par la bouche en levant la jambe.
Combien de fois ? À faire 5 fois de chaque côté.

Gaines et crèmes : même combat pour un ventre plat ?

Non ! **La gaine** est plutôt un leurre car elle permet de « contenir » le ventre en l'aplatissant pour dessiner une jolie silhouette. Elle ne renforce pas les muscles abdominaux et rend cette zone parfois très inconfortable car la compression empêche une bonne circulation du sang et peut entraver la digestion. À n'utiliser qu'exceptionnellement ! Une gaine ne remplacera jamais les bénéfices de l'activité physique ou d'une alimentation saine.

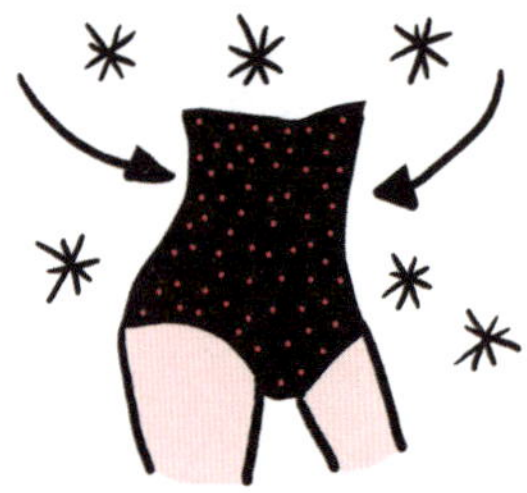

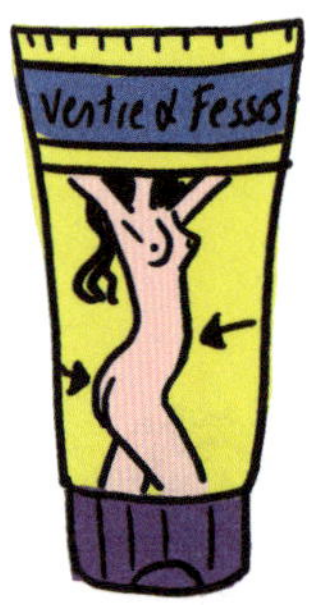

Les crèmes amincissantes contiennent des actifs qui sont des brûleurs de graisses, comme la caféine ou le bambou. Elles ont donc une action sur la lipolyse, la destruction des graisses. Utilisées en massage, elles permettent aussi d'améliorer la tonicité de la peau. Leur efficacité est significative en combinaison avec une alimentation saine et une activité physique.

J'utilise les méthodes de renforcement musculaire

Vos muscles s'habituent assez vite à une routine d'entraînement, il est donc très important de les surprendre en variant les techniques, les méthodes et la résistance à laquelle on les soumet. Titillez-les différemment !

Je tonifie le bas de mon ventre avec un rubberband

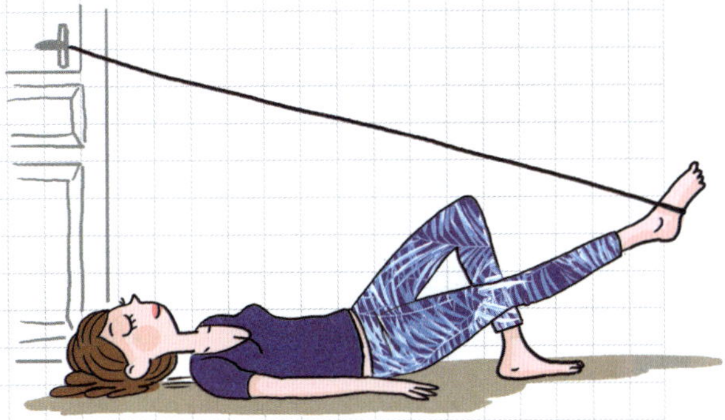

Accrochez l'élastique à une rampe ou à la poignée d'une porte bien fermée (et qui ne pourra pas être ouverte). Couchez-vous sur le dos, les jambes fléchies, les pieds au sol. Levez la jambe gauche tendue à 45 degrés (au niveau de l'autre genou) et engagez l'élastique sous le talon (l'élastique est tendu). Descendez la jambe à 15 cm du sol, puis ramenez-la à la position de départ.

Comment respirer ? Expirez à chaque fois que la jambe redescend.

Combien de fois ? À faire 10 fois de chaque côté, tous les jours.

Je réveille mes abdos sans bouger !

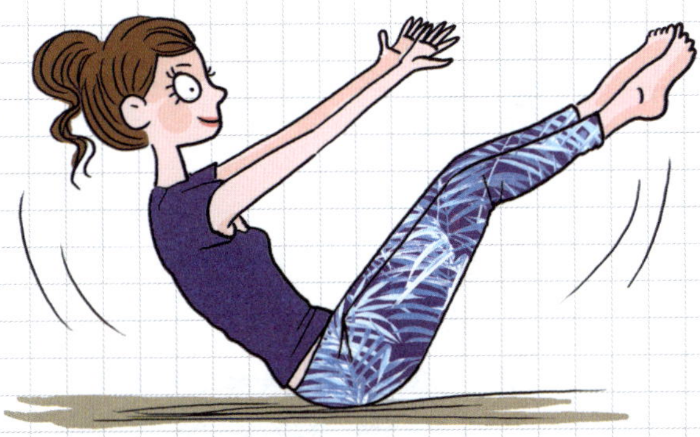

En équerre, le dos plat, tendez les bras au-dessus de la tête. Très lentement, déroulez la colonne vertébrale en contractant vos abdos. Essayez de garder l'équilibre. Maintenez la position 3 secondes et revenez lentement à la position de départ.

Comment respirer ? Respirez profondément pendant toute la durée de l'exercice.

Combien de fois ? À faire 3 fois le matin avant votre douche.

Je sculpte ma taille

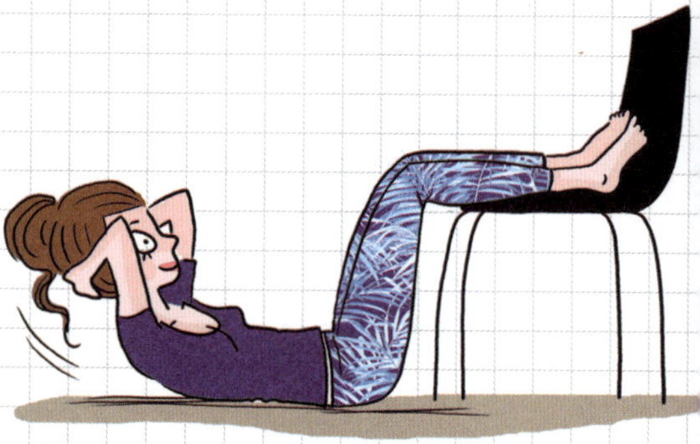

Couchée sur le dos, face à l'assise d'une chaise. Les jambes sont fléchies et l'arrière des jambes en appui sur l'assise.
Placez vos mains derrière la nuque. Lentement en poussant bien votre ventre vers le sol, remontez le buste vers le plafond sans donner d'à-coups. Gardez la position 3 secondes et revenez à la position de départ.

Le fait d'avoir les jambes en appui sur la chaise, vous empêche de vous servir de la musculation des jambes pour remonter le buste. Un exercice 100 % abdos !

Comment respirer ? Expirez chaque fois que vos jambes résistent à la poussée.

Combien de fois ? Faire 3 séries de 8 résistances, tous les jours.

Je renforce ma ceinture abdominale (avec un partenaire)

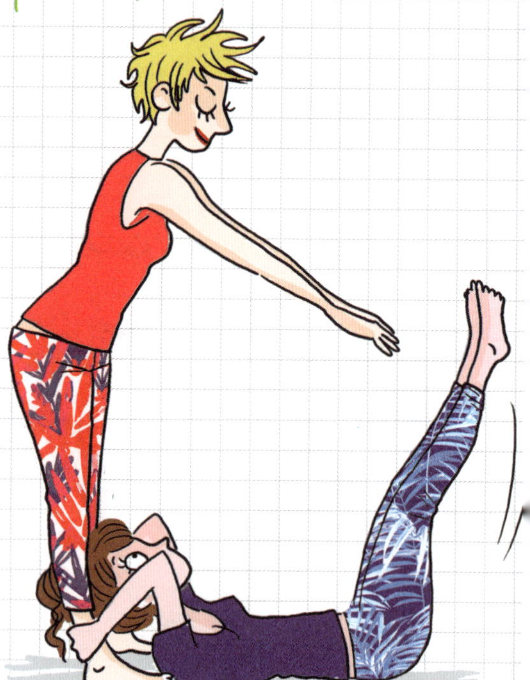

Couchée au sol, les jambes sont jointes et tendues à la verticale. Votre partenaire est debout derrière vous, ses pieds placés sous vos omoplates. Vous le tenez par les chevilles et votre nuque est en appui sur ses chevilles. Lui, tient vos chevilles dans ses mains. Dans une impulsion avec ses mains, votre partenaire abaisse vos jambes vers le sol et vous devez résister. Revenez à la position de départ et recommencez.

Comment respirer ? Expirez chaque fois que vos jambes résistent à la poussée.

Combien de fois ? Faire 3 séries de 8 résistances, puis changer de place.

Je choisis le bon sport

Chaque sport demande un entraînement spécifique en fonction des compétences physiques mises en jeu. Inspirez-vous de leur méthode pour vous muscler et perdre votre petite bouée !

→ **Si vous voulez perdre quelques kilos :** c'est le saut à la corde qui sera le plus efficace.

→ **Si votre objectif est d'avoir une belle allure et un ventre très dessiné :** inspirez-vous plutôt de l'entraînement des danseuses.

→ **Si vous souffrez de maux de dos :** les exercices de gainage vous permettront de renforcer les stabilisateurs de la colonne vertébrale.

Comme à la boxe, je saute à la corde pour perdre du ventre

Pourquoi ?

Sauter à la corde est sans doute un des meilleurs moyens de brûler des calories avec environ 700 kcal par heure ! Sans compter que c'est un excellent exercice de gainage et de tonification des bras, et qu'il améliore l'endurance en optimisant le travail du système cardio-vasculaire. Donc, que ça saute !

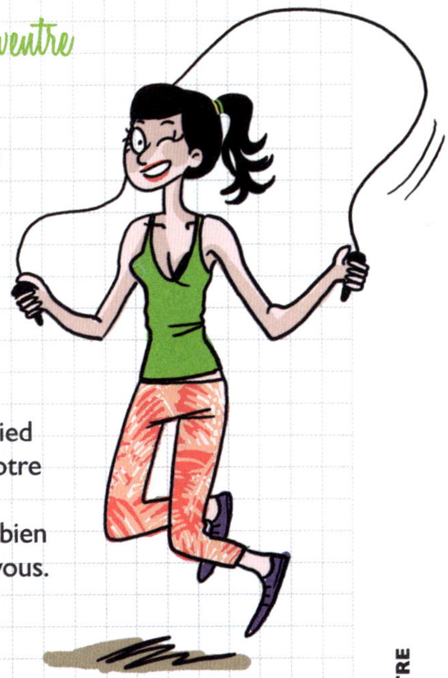

Comment ?

Pour connaître la longueur idéale de votre corde, placez le pied dans son milieu : les poignées doivent arriver à hauteur de votre poitrine.

Commencez par sauter lentement les deux pieds joints pour bien comprendre la synchronisation pieds et bras, et puis lancez-vous.

Contractez le ventre, vous devez avoir l'impression d'être droite comme un « I ».

Mettez une play-list de 10 morceaux de musique entraînante et c'est parti pour 30 minutes de travail cardio !

Quand ?

À faire plutôt le matin en vous levant et avant la douche.

Comme à la danse, je m'entraîne pour marquer ma taille

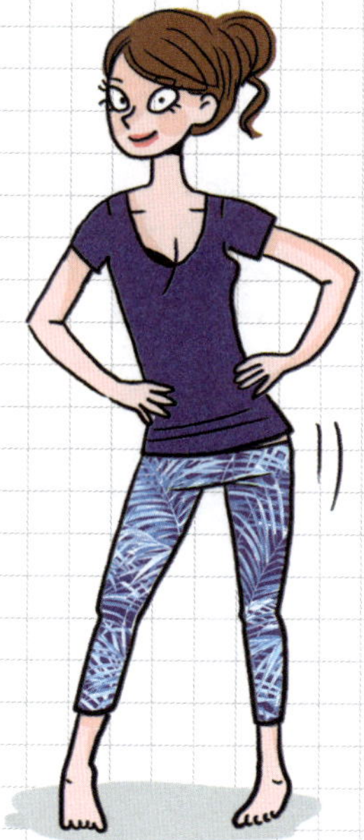

Pourquoi ?

C'est le principe de l'entraînement des danseuses. Chaque zone musculaire est isolée pour être travaillée avec plus de précision.

Comment ?

Debout jambes mi-fléchies et écartées de la largeur des hanches. Vos bras sont fléchis devant la poitrine, poings fermés. En gardant l'articulation des hanches et celle des épaules immobilisées, faites glisser votre taille à gauche puis à droite.

Comment respirer ? Expirez chaque fois que votre taille se déplace vers la droite.

Combien de fois ? À faire 15 fois, chaque matin devant votre miroir.

Comme au patinage, je fais des gainages pour renforcer toute la ceinture abdominale

Pourquoi ?

Cet exercice permet de garder un corps tonique même au repos.

Comment ?

En équerre, le dos plat, tendez les bras au dessus de la tête. Essayez d'écarter les jambes tendues latéralement sans perdre l'équilibre. Restez dans cette position quelques secondes, puis revenez à la position de départ.

Comment respirer ? Profondément, pendant toute la durée de l'exercice.

Combien de fois ? À faire 5 fois.

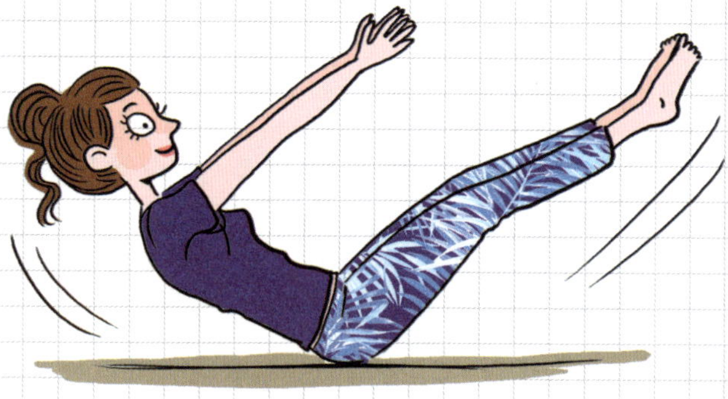

Des objectifs qui collent à mes compétences

Le conseil de l'expert : Emma Delahaye, professeur de Pilates

Avoir un ventre plat et une silhouette affinée, c'est un objectif qui doit se tenir sur la longueur. Pour garder le cap sur un résultat qui vous satisfait, gardez ces quelques petites astuces de pro en tête.

Les étapes à respecter pour rester motivée

✔ N'ayez pas d'exigences supérieures à vos compétences

Si toute votre vie, votre ventre a été un peu rond, n'espérez pas avoir des plaquettes de chocolat ou un ventre d'athlète en quelques semaines. Cette exigence vous demanderait trop d'efforts sans relâche. Est-ce bien nécessaire ? Un joli ventre souple et tonique, c'est aussi très féminin et sensuel…

✔ Trouvez-vous un coach !

Si toutes vos démarches pour suivre un programme minceur et « ventre plat » ont échoué jusqu'ici, prenez un coach ! Faites-vous accompagner dans cette démarche par une amie, et allez consulter une nutritionniste, ce premier pas est important, il va déterminer par la suite votre adhésion.

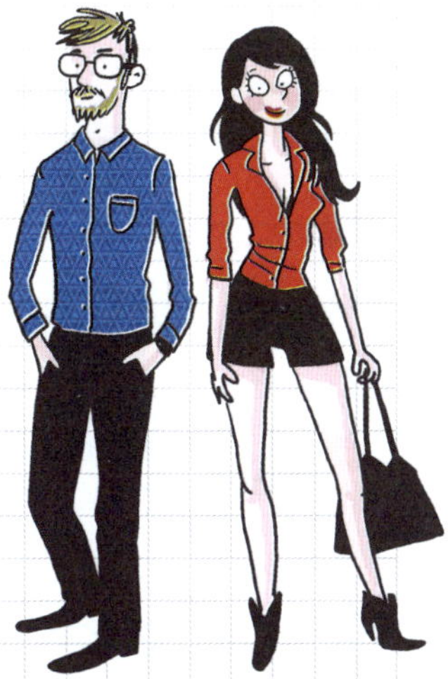

✔ Ces objectifs... ce sont les vôtres !

Et non ceux de votre compagnon, amie ou collègue, ni ceux de la fille sur la couverture du magazine !

✔ Et n'oubliez pas...

Si vos exigences sont supérieures à vos compétences, c'est le stress assuré. Sans plaisir, votre entreprise à peu de chance de réussir !

Notez ici vos objectifs et reliez-les à vos atouts

Objectif	**Mes atouts**	**Ma carte maîtresse**
Exemple : Je veux perdre XX kilos avant mon mariage.	Je peux m'organiser pour effectuer 2 séances de sport par semaine pendant au moins 4 semaines.	Ma meilleure amie est aussi motivée que moi.
Votre objectif		
....	....	....
....	....	....
....	....	....

✔ Enfin, notez vos progrès

Réjouissez-vous de ce que vous avez amélioré : une performance, un kilo en moins, un ou deux centimètre de tour de taille, une lubie alimentaire qui disparaît, un compliment reçu… tous ces petits détails sont les preuves de votre réussite !

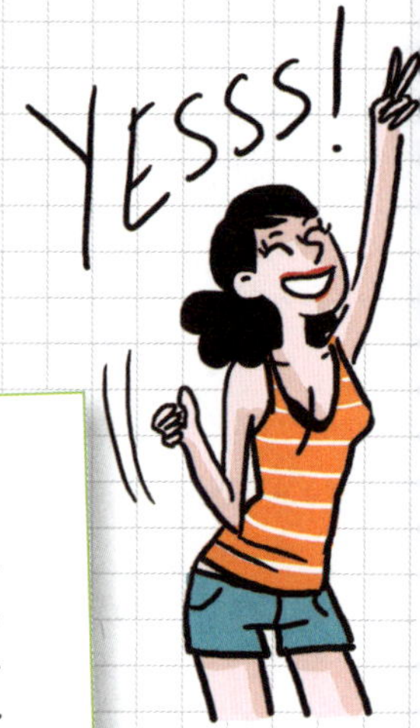

Faites le bilan de vos progrès, grands ou petits :

Semaine 1 ……………………………………………

……………………………………………………

……………………………………………………

……………………………………………………

……………………………………………………

Semaine 2 ……………………………………………

……………………………………………………

……………………………………………………

……………………………………………………

……………………………………………………

Semaine 3 ……………………………………………

……………………………………………………

……………………………………………………

……………………………………………………

……………………………………………………

Êtes-vous allée au bout de chaque exercice ? OUI ☐ NON ☐

Quelles ont été vos difficultés ?

……………………………………………………

……………………………………………………

……………………………………………………

……………………………………………………

……………………………………………………

……………………………………………………

Votre motivation actuelle : ☺ ☐ ☹ ☐ 😐 ☐

3 programmes en fonction de vos objectifs

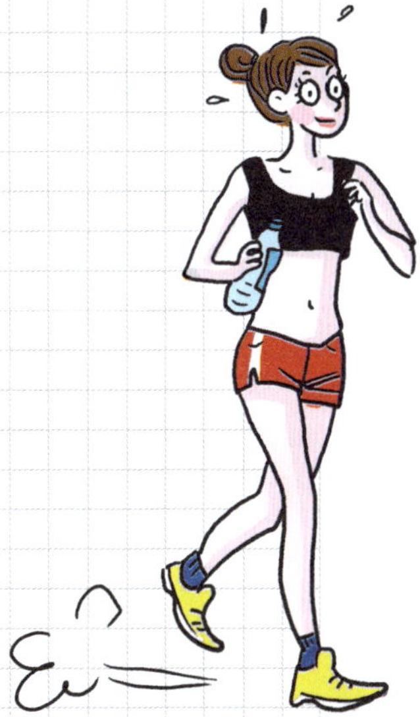

En priorité, je veux fondre

Activité physique

Tous les jours de la semaine : faites 30 minutes d'activités cardio-vasculaires.
Au choix : marche modérée, marche fragmentée, course à pied, saut à la corde ou un cours en salle ou en piscine (gym, Zumba, step...).
Le week-end : augmentez la durée de l'activité cardio-vasculaire à 45 minutes.
Séances de renforcement musculaire : 4 séances de 15 minutes par semaine (un jour sur deux + un jour du week-end).

Choisissez 4 exercices proposés en début de chapitre 1 (☛ p. 12 à 14) et variez leur composition à chaque entraînement. Respectez un temps de récupération de 3 secondes à 1 minute entre chaque exercice.

Tous les jours, je pratique (30 mn) : ....

Le week-end, je pratique (45 mn) : ....

Vos 4 exercices préférés de renforcement musculaire (15 mn / semaine) :
1. .... JOUR : ....
2. .... JOUR : ....
3. .... JOUR : ....
4. .... JOUR : ....

Nutrition

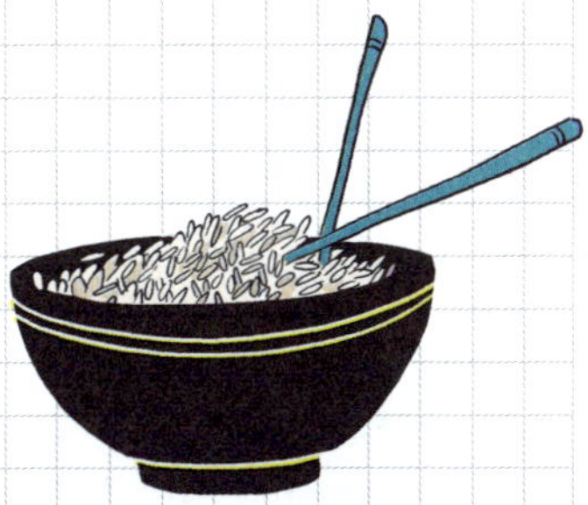

À privilégier : des sucres lents (céréales, pâtes, riz, boulgour...) au petit déjeuner et au déjeuner uniquement.
En-cas autorisés : pomme, compote de fruits, yaourt, fromage blanc, qui sont très satiétogènes.
À éviter : aliments et fromages très gras (type parmesan, comté, cantal...), crèmes fraîches et viandes grasses (mouton, oie, agneau...).
Pas d'en-cas 100 % sucrés (soda, bonbon, gâteau...) !

Je veux redessiner ma taille

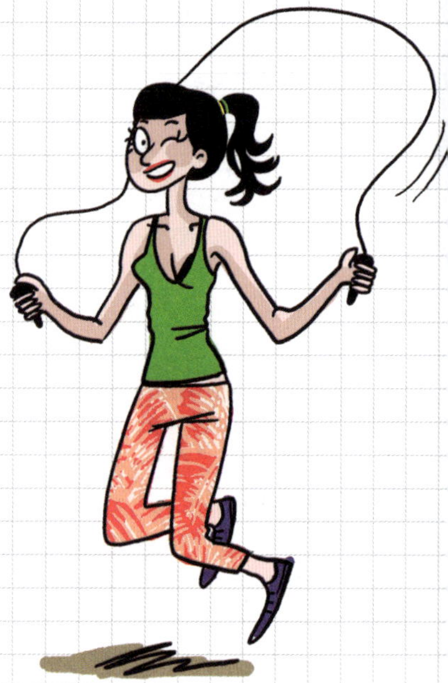

Activité physique

Tous les jours de la semaine : faites 30 minutes d'une activité cardio-vasculaire modérée.
Par exemple : marche modérée en soignant l'alignement du corps, marche fragmentée, course à pieds, saut à la corde ou activité dans l'eau comme l'aquabiking.

- Tous les jours, je pratique (30 mn) : . . . .

Une fois par semaine : faites une miniséance avec tous les exercices avec un swissball vus dans le chapitre 2 (☛ p. 36 à 37).
je fais une séance de swissball le (notez le jour) : . . . . . .

5 fois par semaine : avant ou après l'activité cardio-vasculaire, faites une série de 4 exercices décrits en début de chapitre 3 (☛ p. 51 et 53-54) qui renforcent les obliques (taille), en variant les méthodes (Pilates, rubberband, statique, swissball...) + 2 exercices qui musclent le dos et toute la ceinture abdominale vus dans le chapitre 2 (☛ p. 36 à 37) afin de renforcer aussi les muscles qui stabilisent le corps et la colonne vertébrale.

- 5 fois par semaine, je choisis les exercices :

. . . .
. . . .
. . . .
. . . .
. . . .

Nutrition

À privilégier : Pensez à faire des repas avec des aliments satiétogènes (pains complets, viandes blanches, légumes fibreux (boulgour, lentillle, riz complet...).
Consommez des protéines sous forme de viandes maigres (volaille, lapin, viande hachée à 5 % de matières grasses) et des poissons.
Ne prenez que des desserts légers en calories (à base de fruits, fromage blanc...).
Buvez 1,5 litres d'eau par jour.

À éviter : déshabituez-vous à ajouter du sucre et du sel dans vos aliments.
Pas d'aliments 100 % sucrés qui iront se stocker sur le ventre et les hanches en épaississant la taille !

Je veux un ventre plus plat

Activité physique

Tous les jours de la semaine : faites 30 minutes d'une activité cardio-vasculaire. Par exemple : marche modérée, marche fragmentée, course à pied, saut à la corde. À la piscine : longueurs en crawl ou brasses, cours d'aquabiking, aquafusion ou aquagym. Variez les activités.

- Tous les jours, je pratique (30 mn) 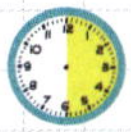 : ....

5 fois par semaine : faites une séances d'abdos avec 3 exercices pour les muscles profonds (périnée, Pilates sur un ballon..., ☛ chapitre 2, p. 33-34 et 36-37) et 3 exercices pour redessiner les muscles superficiels vus dans le chapitre 3 (p. 51 et 53-54). Variez-les à chaque séance.

- 5 fois par semaine, je choisis les exercices :

....

....

....

....

....

Tous les soirs : faites sur votre lit une séance de relaxation à partir des exercices de respiration abdominale et thoracique (☛ p. 31 à 33).

Nutrition

À privilégier : consommez des céréales et légumes pour leur fibres, rassasiantes et excellentes pour le transit et leurs sucres lents.
Favorisez les en-cas à base de fromage blanc. Très rassasiant, il vous permet d'avoir la sensation d'être calée pour un bon moment !
À la place du café, préférez une tisane digestive aux graines de fenouil ou à l'anis étoilée aux vertus digestives presque magiques !
Après vos repas, marchez au moins 15 minutes pour faciliter votre digestion et améliorer la motricité des intestins.

À éviter : tous les aliments très gras et particulièrement les fromages gras et les viandes grasses, vraiment trop riches en graisses saturées qui viennent se loger dans les adypocites !

Objectif nutrition : Je m'attaque aux graisses cachées

On pense toujours que les graisses sont lourdes, visqueuses, nocives... Mais elles servent aussi à donner du goût et du moelleux aux aliments salés comme sucrés. Il y en a donc partout ! Les connaître et les repérer c'est savoir les éviter.

Une frite, un beignet, une couenne de jambon : ça ne fait aucun doute, c'est gras. Il n'y a qu'à voir la serviette en papier sur laquelle vous les avez posés : pleine de graisse. Mais quand il s'agit d'un biscuit sec, on pourrait penser le contraire. Comment pourrait-il être gras ? En fait, un biscuit sec contient *beaucoup* de matières grasses et de sucre. C'est donc une mine calorique à éviter…

Je connais les aliments riches en graisses

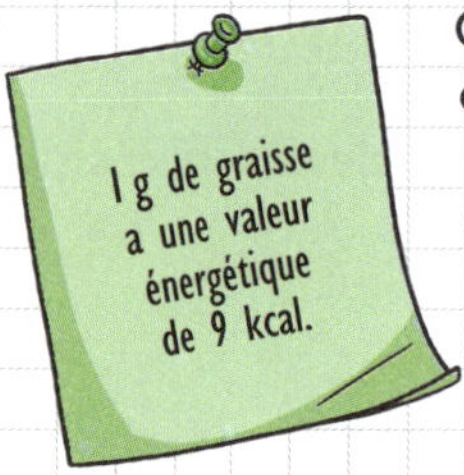

Ce sont les sucres qui sont en priorité brûlés quand le corps dépense de l'énergie pour satisfaire ses fonctions vitales (système digestif, respiratoire, vasculaire, renouvellement cellulaire…) et pour se mouvoir. Si votre consommation de sucres et de graisses est trop importante, le sucre se transforme en graisse, et ces réserves sont stockées dans des cellules faites pour ça : les adipocytes, qui bien remplis arrondissent votre bedaine !

En résumé : ***« équation ventre plat »*** = *activité physique* + *apport énergétique sous forme d'aliments (lipides, sucres, protéines)* à adapter en fonction de votre dépense énergétique.

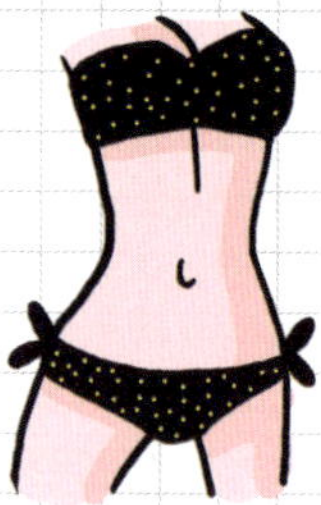

Je lis les étiquettes

Si ***1 g de gras = 9 kcal***, 100 g d'huile d'olive, de colza ou de beurre correspondent à 900 kcal.

→ Si vous en avez à la maison, allez regarder les indices caloriques indiqués sur le paquet de chips qui se trouve dans votre placard. Ils contiennent 22 g de lipides pour 100 g : soit 22 X 9 = 198 kcal pour 100 g.

Et c'est sans compter sur les 63 g de sucres qui doivent être éliminés en priorité !
Soit 63 X 4 (le sucre est moins calorique que la graisse) = 252 kcal !
Si vous additionnez les deux valeurs, vous obtenez 450 kcal pour 100 g...

C'est ÉNORME pour un aliment qui a très peu de valeur nutritionnelle et qui en plus se laisse avaler sans que vous vous en rendiez vraiment compte. Si votre objectif est de mincir : oubliez les chips et tous les aliments similaires !

Pour savoir exactement quelle est **la teneur en graisses** mais aussi **en sucres** d'un aliment, regardez les étiquettes. Vous n'avez plus qu'à **convertir les données en grammes :**
- en multipliant par 9 les lipides, pour connaître le nombre de calories concernant les graisses,
- en multipliant par 4 les sucres.
Vérifiez ensuite si cet aliment est intéressant en matière de vitamines, fibres, oligo-éléments, et vous saurez alors s'il est recommandé ou pas.

Pas de haro sur les graisses !
Le 0 % de graisse est impossible et très dangereux pour la santé, nous en avons besoin pour le bon fonctionnement de l'organisme. De plus, certaines vitamines comme la vitamine K, A, D ou E sont nécessaires à la coagulation du sang, la fixation du calcium sur les os et le renouvellement des cellules… on ne s'en prive pas ! Sinon, sans apport de gras, dites au revoir à ces bonnes vitamines.

Je zappe les produits préparés

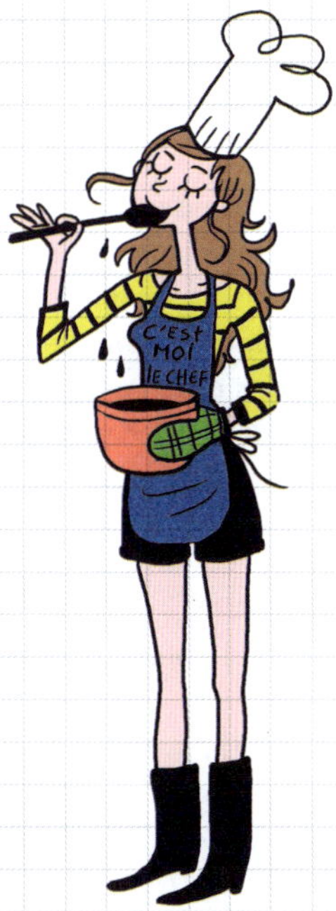

Qu'est ce qui nous fait saliver ? La saveur, le moelleux, la bonne odeur d'un plat !
C'est pour cette raison que les plats tout préparés, les croissants ou les petits pains au chocolat sont si succulents… mais aussi si riches en calories ! Et qu'est-ce qui donne sa saveur à ces aliments tout prêts ? Le gras !

Comme le sucre, le gras a un pouvoir très important : c'est un exhausteur du goût. Tout comme le sel.

Alors, n'oubliez pas vos objectifs et donnez-vous les moyens de les atteindre. Vous perdrez peut être 20 minutes à préparer vous-même vos repas… mais sûrement aussi quelques kilos !

Gras ne veut pas dire salé

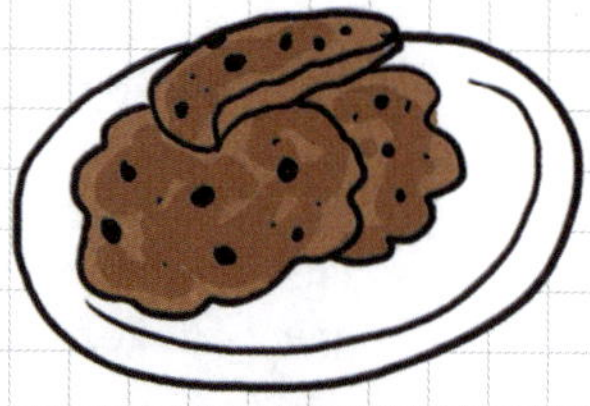

Les papilles sur la langue nous jouent parfois des tours. Nous avons tendance à confondre ***gras*** et ***salé***. Du coup, nous sommes persuadées que ce sont les aliments salés qui sont gras comme le saucisson, les rillettes, le fromage… Non ! Beaucoup d'aliments sucrés sont aussi très gras comme les gâteaux secs, la pâte sablée, les chocolats... Ne l'oubliez pas !

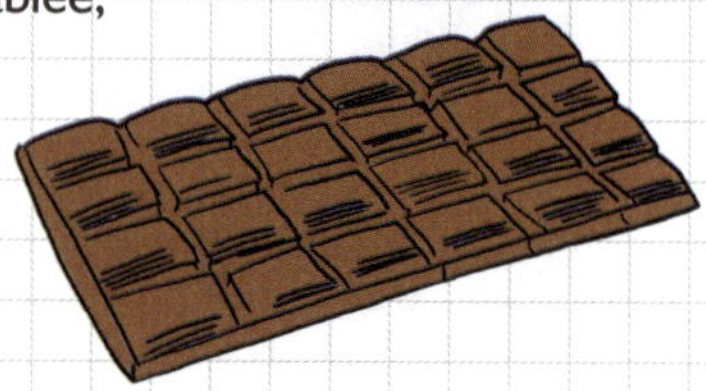

J'assaisonne autrement

Les condiments représentent un excellent moyen de donner du goût aux aliments sans augmenter l'apport calorique de votre repas. Curry, cardamome, paprika, coriandre, thym, sauge, basilic, aneth, poivre… sont vraiment des trésors de goût et de saveurs. Il suffit de savoir les marier avec les aliments que vous cuisinez pour qu'ils développent tous leurs arômes.

Quelques accords parfaits

- muscade + chou-fleur, courgette, purée, gratins de légumes
- graine de moutarde + haricots verts, courgettes sautées, potage
- cumin + carottes, pommes de terres sautées, lentilles, salade
- coriandre + carottes braisées, concombre, navets, tomates
- cannelle + potiron
- anis + chou, châtaigne, fenouil, concombre, salade
- clou de girofle + marinades, pots-au-feu, courts-bouillons, potées, pains d'épice
- curcuma + plats à base de riz ou de poulet

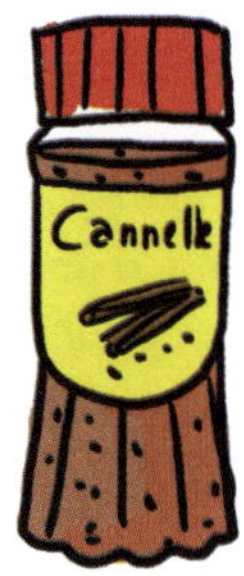

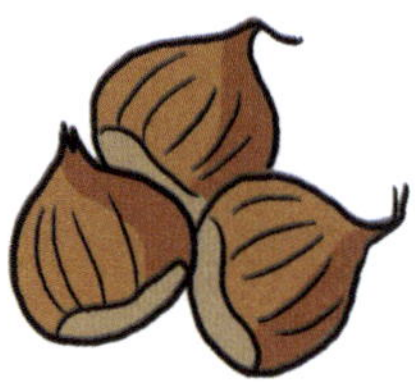

Mes associations préférées :

. . . . + ... + ...
. . . . + ... + ...
. . . . + ... + ...

Comment choisir la bonne huile ?

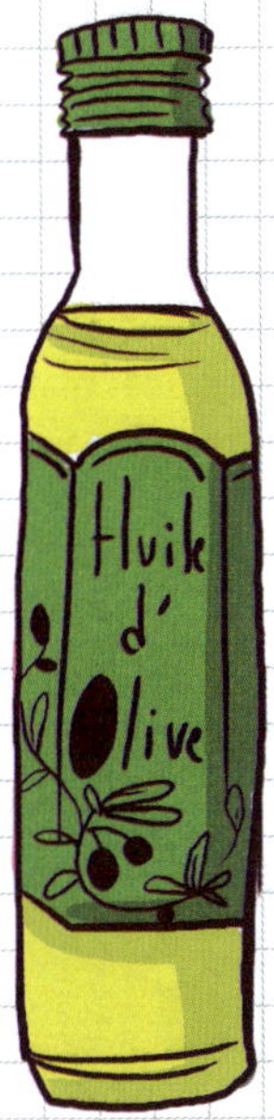

Ne vous méprenez pas, elles ont toutes la même valeur calorique soit ***9 kcal pour 1 g*** ! C'est beaucoup si vous avez la main lourde. Oubliez la phrase bien connue qui dit : « je mets de l'huile d'olive dans tout, car c'est meilleur pour la santé ». En terme de composition, cette huile est faite de ***graisses monosaturées***. C'est vrai que ces dernières sont moins nocives pour le système cardio-vasculaire. Mais on vous incite à augmenter votre consommation d'huile d'olive alors qu'elle est par ailleurs très riche en calories.

→ Utilisez l'huile d'olive plutôt à faible dose, au spray ou au pinceau !

Les graisses constituées d'***acides gras saturés*** (huile de palme, beurre, graisse d'oie, margarine, saindoux) consommées en trop grande quantité ont un effet néfaste sur notre organisme (cholestérol, maladies cardio-vasculaires...).

→ À fuir dans le cadre d'un programme minceur !

En revanche, les ***acides gras poly-insaturés*** (oméga 3 et oméga 6) sont indispensables à l'organisme.

→ Il faut donc que vous les consommiez via votre alimentation.

Vous les trouverez dans : 4 cuillerées par jour d'huile de colza, de noix et dans les produits laitiers (oméga 3), dans l'huile de poissons, les volailles, l'agneau (oméga 6).

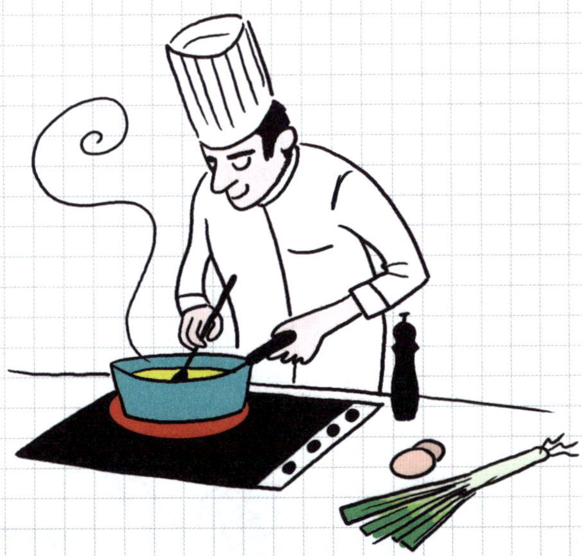

Je ne craque pas au restaurant !

Le lieu de toutes les tentations ! On est entre amis, on se fait servir, l'ambiance est détendue : le cerveau est à la fête et veut « son circuit de la récompense » à travers la nourriture. Il va falloir ne pas craquer, ou alors pas tout à fait !
Maintenant que vous connaissez mieux les aliments, vous pouvez assez facilement évaluer les plats gourmands et minceur face aux plats saboteurs d'un programme « ventre plat ».

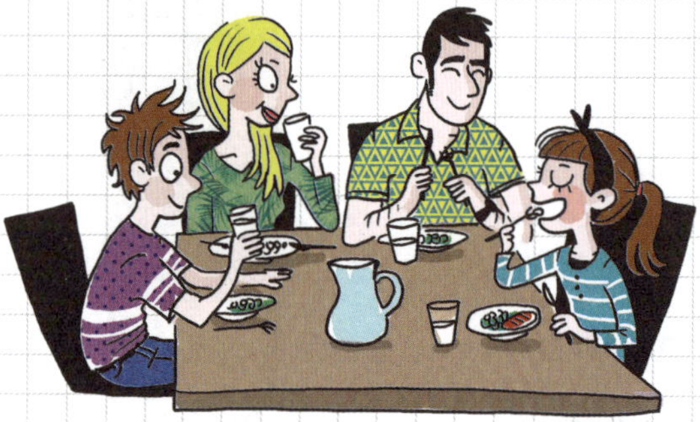

Exemple : vous dîner dans un bon restaurant italien ? La carbonara avec ses lardons et sa sauce généreusement parsemée de parmesan affiche au bas mot 650 kcal, ainsi qu'une grande quantité de graisses saturées, alors que les pâtes au coulis de tomates et basilic additionnent 400 Kcal et sont une mine de sucres lents, de vitamines et d'oligo-éléments et surtout sont très peu riches en lipides.

En terme de calories, dans les restaurants, certains plats vont du simple au double.

Comment choisir vite et bien ?

✔ Prenez 5 minutes pour vous concentrer sur la carte, plutôt que de commander au hasard. Faites des choix : est-ce que vous avez vraiment un appétit d'ogre pour avaler un repas complet : entrée/plat/dessert ?
✔ Vous pouvez parfaitement avoir une préférence :
- pour le goût salé avec une ***une entrée + un plat***
- ou pour le sucré avec un ***un plat + un dessert***,

mais pas pour les trois !
✔ Vous avez une une envie irrésistible de frites : demandez frites et salade.
✔ Vous n'êtes pas censée vous punir en choisissant le plat le plus triste de la carte et en le demandant « sans sauce, sans gras »... C'est le moment de vous régaler d'un bon plat.

La salade, très riche en cellulose, va permettre de faciliter la digestion des lipides contenus dans les frites en évitant qu'ils ne s'installent dans l'organisme.

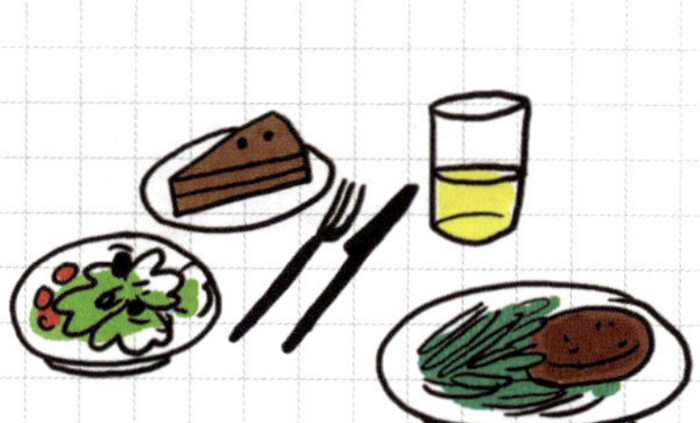

Les plats qui tuent le régime « ventre plat »

Au restaurant chinois Évitez tout ce qui est frit comme les nems et les plats sucrés-salés qui sont souvent très sucrés. N'abusez pas de la sauce soja qui est aussi sucrée et assez calorique.

Au restaurant italien Fuyez tout ce qui est à base de pepperoni, bacon, saucisses et le fromage en excès comme la pizza aux 4 fromages : un cocktail de gras et de sucres ! Surtout, ne vous rabattez pas sur les spaghetti carbonara, une mine de graisses avec sa sauce, son bacon et son fromage. Au dessert, évitez le tiramisu sucré et très gras avec son mascarpone. Même si le cappuccino est très appétissant, ne le buvez pas après un repas italien : bien trop calorique avec sa crème fraîche !

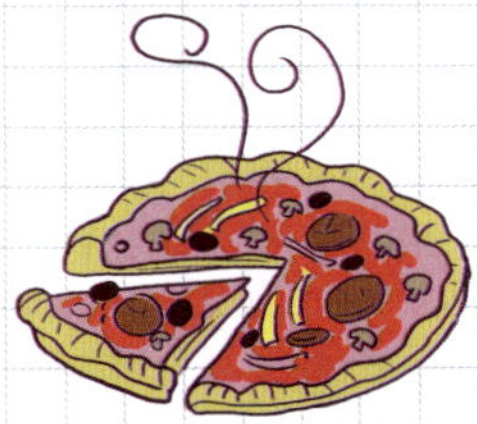

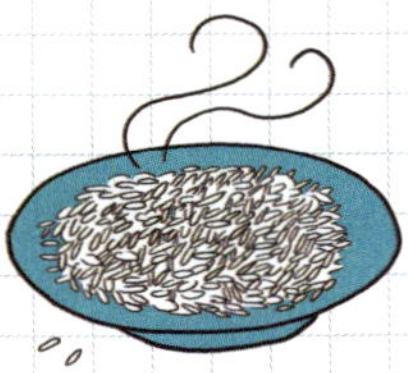

Au restaurant japonais Privilégiez les sashimis davantage que les sushis, qui à force d'être dégustés avec les sauces sucrées et le riz augmentent l'addition calorique.

Au restaurant indien Écartez les plats avec du lait de coco ! Ils contiennent une bonne quantité de graisses saturées, tout comme les tempuras (beignets de légumes frits) ainsi que le « naan », ce délicieux pain au fromage qui accompagne les repas indiens, bien trop calorique !

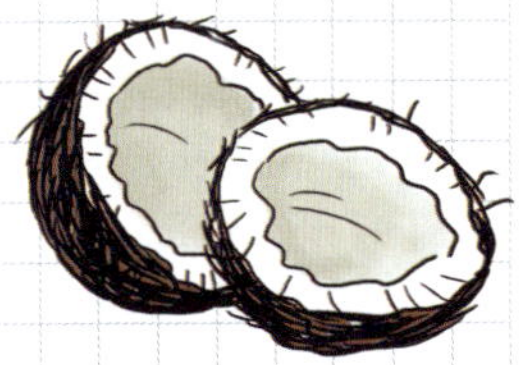

Au fast-food Les appellations « double » sont des mines caloriques, à reléguer aux oubliettes ! Vous pouvez choisir un hamburger « petit format » ou un cheeseburger (n'imaginez pas que le poisson frit soit moins calorique que la viande !) avec une petite portion de frites… mais surtout pas de soda ou de glace pour le dessert, trop sucrés !

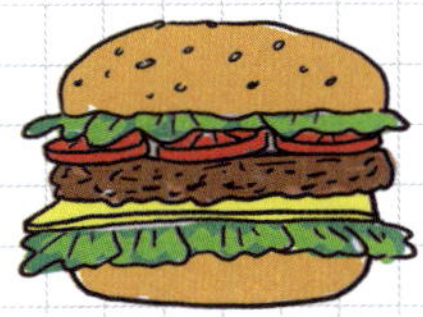

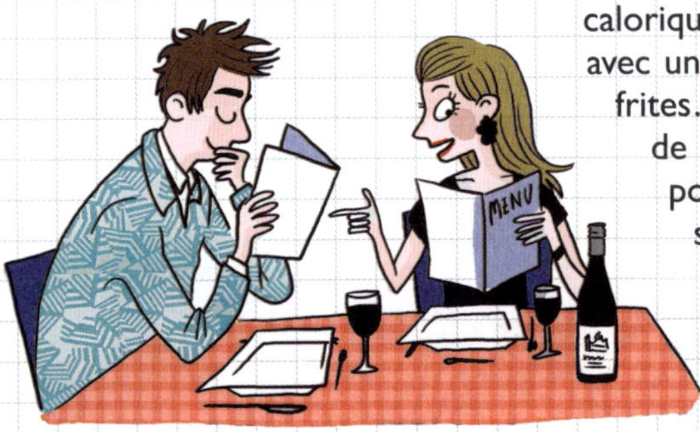

Test : Quelle est votre wake-up attitude ?

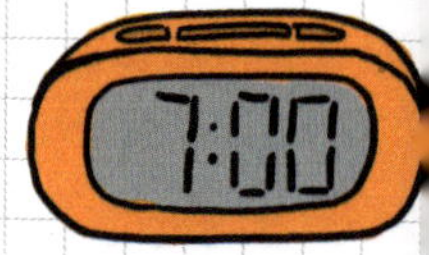

La semaine, la majorité des Français (35 %) se lèvent à 7 heures du matin. Comment vivez-vous la première heure de cette nouvelle journée, à quoi pensez-vous en vous levant ? En vous regardant dans le miroir ? À quoi ressemble votre petit déjeuner ? Et surtout quels effets a-t-il sur votre ventre ?

7 h 00… Me réveiller c'est…

- ■ Mettre le réveil à sonner à 6 h 45 pour profiter d'un bon quart d'heure sous la couette à refaire surface en douceur.
- ● Pousser avec énervement sur le bouton du réveil et me lever à la dernière minute.
- ▲ Me lever au garde à vous en pensant à tout ce que j'ai à gérer aujourd'hui.
- ◆ Me dire que dans moins de 10 minutes, je vais boire un bon café et sentir l'odeur du pain grillé.

7 h 15…

- ▲ Je me sèche les cheveux et il me reste tip-top 5 minutes pour me maquiller.
- ■ Rien ne me ferait zapper mon thé dans un bon bain chaud express.
- ◆ J'ai envie d'un bon jus d'orange frais pressé… par quelqu'un d'autre que moi !
- ● Juste deux petites minutes de plus et je me lève !

7 h 30…

- ◆ Je meurs de faim maintenant !
- ● Zut, je vais être encore en retard !
- ■ Jean ou petite robe noire ce matin ?
- ▲ Une macédoine de fruits frais coupés dans le frigo, du muesli, mais plus de fromage blanc… il va falloir faire les courses.

7 h 45…

- ◆ Drôlement bonne cette nouvelle barre aux céréales !
- ● Y'a rien à faire, je vais encore avoir droit aux embouteillages du pic de 8 heures.
- ■ Je craque ou pas pour la dernière part de moelleux d'hier à tremper dans mon café ? Je craque !
- ▲ Lire une page du journal au petit déj' c'est mon bonheur du matin !

8 h 00…

- ● Bip… Bip… Je me lève ! Où sont mes chaussures ?
- ■ Juste le temps de me relaver les dents.
- ◆ Pas le temps de débarrasser la table…
- ▲ J'ai mes clés, la liste de courses, les vêtements pour le pressing… J'y vais !

Faites les comptes !

■	●	▲	◆

Une majorité de ■

Au réveil, vous avez la glamour attitude

Pas question de vous speeder, vous devez avoir un minimum de temps pour vous préparer, prendre soin de vous et de votre look pour démarrer la journée. Être pimpante, c'est votre premier plaisir de la journée et cette première heure monopolise plutôt la salle de bain que la cuisine !

Votre petit déj'

Vous avez tendance à grignoter un « petit truc » sans y penser, surtout pour accompagner votre thé et votre café : un petit gâteau, un reste de croissant, une petite part de tarte... ce qui vous tombe sous la main ou traîne dans votre frigo.

L'avis de notre coach nutrition

Pas de surprise : votre petit déjeuner n'en est pas un. À force d'avoir ce type de petit déjeuner, vous augmentez beaucoup vos apports en sucre qui finissent pas se voir au niveau de votre taille et de votre ventre. Et si vous prépariez un plateau à emporter sur le bord de votre baignoire ou dans votre lit ? Vous pouvez faire simple et sain ! Deux petits pains suédois ou des biscottes beurrées, un café au lait et un petit verre de jus de fruits !

Une majorité de ●

Vous avez la spleen attitude

Se lever... quel pensum ! Ce n'est vraiment pas votre moment préféré de la journée ! À force de tirer sur la corde du « 5 minutes de plus » vous partez, tous les jours, sur les chapeaux de roues en vous offrant une petite poussée d'adrénaline, de crainte d'être encore en retard…

Votre petit déj'

Hummm... inexistant ! Vous y pensez seulement le week-end après votre grasse matinée et là, vous ne lésinez sur rien !

L'avis de notre coach nutrition

Attention aux déquilibres alimentaires qui fatiguent votre ventre. Pensez au moins à vous hydrater au réveil avec un citron pressé dans un grand verre d'eau ou un mug de thé. En relançant les fonctions de l'organisme, la faim viendra au fil des heures. La solution : emportez un minirepas à consommer dans la matinée. Cela vous évitera de vous jeter sur n'importe quoi dans la journée et de vous rattraper avec un déjeuner et un dîner pantagruéliques. Emportez par exemple en début de semaine une boîte de Wasa, une boîte de fromages fondus et des fruits. Vous pourrez ainsi manger en fonction de votre faim dans la matinée et de façon équilibrée.

Une majorité de ▲

Vous avez la wonderwoman attitude

Avec vous, rien n'est laissé au hasard ! Votre réveil est minuté à la seconde près : toilette, organisation, petit déjeuner. Vous détestez ne pas contrôler votre temps et ça roule comme sur des roulettes sans un couac matinal !

Votre petit déj'

Comme vous aimez faire les choses parfaitement, vous ne prenez pas votre petit déjeuner à la légère : il doit être équilibré, bon pour votre santé, goûteux et sans excès... pas question de grossir !

L'avis de notre coach nutrition

Vous êtes organisée pour prendre un vrai petit déjeuner comme pour le reste. Mais attention à la paresse intestinale avec la routine alimentaire. Il est intéressant de diversifier le petit déjeuner comme tous les autres repas. Variez les pains, les fruits, les jus et les compotes, une bonne façon de mélanger les fibres. Un laitage, ce peut être un yaourt, un bol de lait mais aussi une part de fromage. Avoir une bonne motricité intestinale est indispensable pour se sentir en forme !

Une majorité de ♦

Vous avez la wellness attitude

Une nouvelle journée qui commence ? Ça vous met en joie ! Quoi qu'il arrive vous appréciez les bons moments de la vie et le lever en fait partie. Vous êtes à l'écoute de votre corps et pas question de vous faire déborder par le stress dès le pied posé au sol !

Votre petit déj'

Rien que d'y penser, vous vous régalez, vous avez été nourrie aux « madeleines de Proust » et les odeurs du matin (pain grillé, café qui filtre, lait chaud...) vous enchantent et délient vos papilles. Vous mangez de tout et votre table est bien garnie !

L'avis de notre coach nutrition

Vous avez une nature gourmande et c'est un atout pour apprécier les bonnes choses et manger diversifié. Vous avez la clé pour manger équilibré, mais attention aux graisses qui alourdissent votre taille. Un conseil : faites-vous plaisir tout en restant dans le raisonnable. Deux tartines de pain beurré oui, mais pas la demi-baguette ! Goûtez une confiture mais pas tous les pots. Préférez la salade de fruits au jus de fruit. Vous allez limiter l'apport en sucres tout en apportant les vitamines et fibres dont votre corps a besoin. Alternez les laitages pour concilier plaisir et calcium. Les matins de grande faim ou le week-end, ajoutez un œuf ou une tranche de saumon fumé en limitant le pain.

1e semaine

Objectif physique : Moins de stress, moins de ventre !

Le stress joue des tours à notre silhouette : notre ventre est tendu, gonflé, ballonné. Pour apaiser les sensations désagréables face à une situation nouvelle, nous cédons aux craquages irrépressibles… La pression nous en fait prendre des kilos ! Comment rendre le stress plus gérable et moins nocif pour notre tour de taille et notre poids ?

Face à une situation difficile, l'organisme doit faire face en s'adaptant au mieux afin de la traverser sans trop de tensions émotionnelles et physiques. Si cette mission est accomplie, c'est parfait ! Vous avez pu mobiliser vos ressources et vous voilà apte à gérer et traverser cette situation sans souffrances excessives et même avec plaisir. C'est le ***stress positif*** appelé aussi « eustress ».
Si, en revanche, cette situation vous semble insurmontable, si vous pensez ne pas avoir les ressources nécessaires pour y faire face, c'est la panique à bord ! Votre organisme produit une quantité considérable d'une hormone appelée « cortisol », et une multitude de symptômes apparaissent en cascade : votre cœur se met à battre la chamade, votre ventre est tendu, vos muscles sont crispés et vos pensées négatives. Pour vous réconforter, vous vous réfugiez dans la nourriture et vous prenez du poids et du ventre : mauvaise pioche !
Heureusement, il n'y a pas que les sucreries qui initient la production d'endorphines. L'**activité physique**, les **massages** et d'**autres techniques anti-stress** peuvent vraiment vous aider à surmonter votre stress, bien mieux que les grignotages !

Je prends soin de moi

Plus zen avec la visualisation

→ À faire dans votre bain ou avant d'aller vous coucher
En position allongée, fermez vos yeux et placez vos deux mains bien à plat sur votre ventre. La chaleur de vos mains va se diffuser et vous laisser une sensation de bien-être. Respirez très calmement et profondément en ayant le même rythme à l'inspiration (par le nez) et l'expiration (par la bouche). Pour finir, imaginez-vous dans une situation très agréable (un souvenir, un lieu, une personne, une odeur...) qui vous apaise profondément, avant de vous endormir.

Un massage du ventre pour atténuer mes tensions

À faire dès que vous avez mal au ventre

Debout, les pieds bien ancrés au sol, les jambes tendues et écartées de la largeur des hanches, effleurez d'une main votre ventre dans le sens des aiguilles d'une montre.

Faites ces mouvements durant une bonne minute en couvrant tout le ventre.

Ensuite, repérez les zones réflexes avec la pulpe des doigts en exerçant une pression qui sera fonction de votre degré de douleur et d'inconfort.

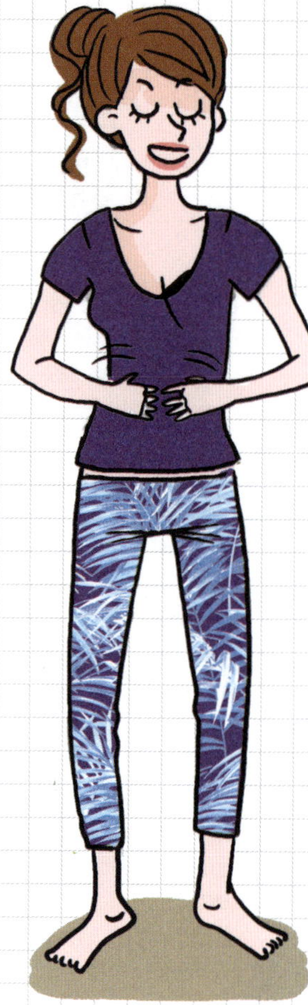

Le plexus solaire : juste sous les seins.
La zone de l'estomac : à mi-distance entre le sternum (plexus) et le nombril.
La zone du colon ascendant (côté droit) : à mi-distance entre le nombril et le bord du bassin, en direction du pli de l'aine.
La zone du côlon descendant (côté gauche) : à mi-distance entre le nombril et le bord du bassin, en direction du pli de l'aine.

Exercez des pressions délicates avec la pulpe de vos doigts sur les zones tendues en insistant bien sur les côtés.

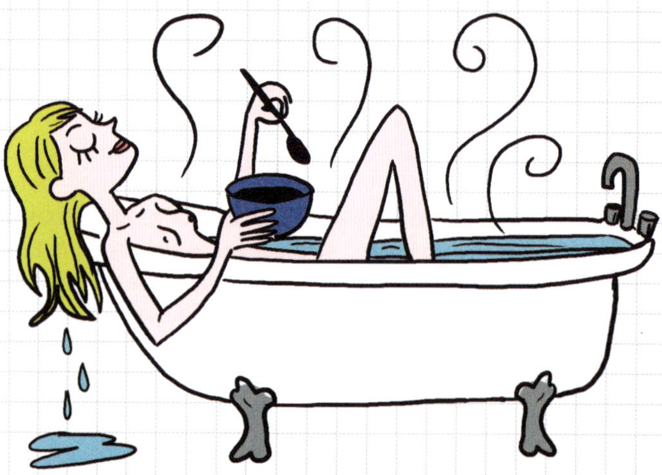

Je donne du pep's à ma digestion

À faire après le déjeuner

Debout, les jambes écartées de la largeur des hanches, placez vos mains sur le ventre en fixant bien votre bassin et en plantant vos pieds dans le sol.
Inspirez par le nez en gonflant votre ventre, puis, sans bloquer votre respiration, sortez et rentrez votre ventre très rapidement.

À faire une bonne dizaine de fois pour booster la motricité de votre tube digestif.

Je me prépare à une bonne nuit de sommeil

Le sommeil est comme un train… il ne faut pas le rater !
La locomotive qui symbolise la période d'endormissement est suivie de 4 à 6 wagons. Chacun matérialise un cycle de sommeil profond et lent suivi d'une période de sommeil paradoxal plus agité, pour une durée totale d'une heure trente à deux heures. Plus on avance dans le cycle de sommeil et plus les phases de sommeil paradoxal sont importantes jusqu'à l'éveil.

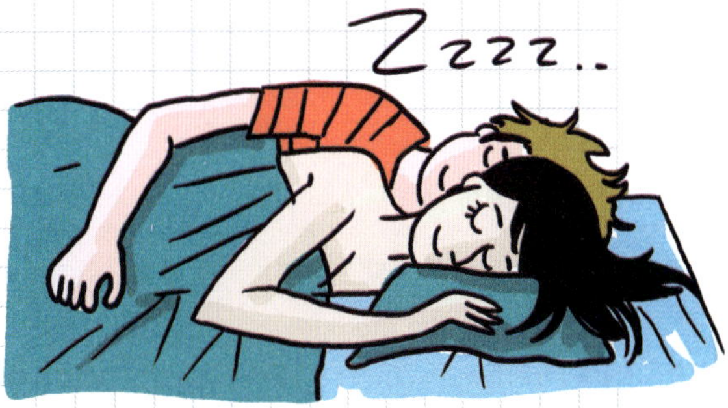

Le sommeil profond, une parenthèse de ressourcement

Notre corps et notre cerveau subissent aussi les variations de ces cycles tout au long de la nuit. Pendant le sommeil profond qui dure environ 100 minutes par nuit, le cerveau fonctionne au ralenti, le corps est atone et apaisé, le visage sans expression et les yeux immobiles et fermés. Difficile de vous réveiller durant cette période. Vous êtes presque en état léthargique.

C'est la phase idéale pour reconstituer les réserves (glucose, hormones de croissance, renouvellement cellulaire) et défendre l'organisme contre les infections.

Le sommeil paradoxal, un sas de récupération

Quelle activité ! Vous dépensez un maximum d'énergie ! On vous dirait presque éveillée. Vos yeux sont animés de mouvements saccadés, vous bougez dans tous les sens, même si vos muscles ne sont pas du tout toniques. Vos rythmes cardiaques et respiratoires sont irréguliers, votre température corporelle baisse et vous rêvez ou vous cauchemardez beaucoup !

Ce stade paradoxal permet la récupération psychique et psychologique. Il régule vos émotions, votre mémoire, vos apprentissages et votre comportement.

Si vous en manquez que se passe t-il ?
C'est surtout la dérégulation de sommeil paradoxal qui crée des problèmes de santé. Quand il émerge trop vite dans le début de la nuit comme dans les cas de dépression, les nuits sont très mal vécues, les réveils fréquents et les cauchemars récurrents, l'humeur n'est vraiment pas au beau fixe.

L'activité physique augmente la période de sommeil profond ! Un exercice modéré (natation, marche, gym...) de 20 minutes pratiqué en fin d'après-midi et avant le repas du soir favorise le sommeil profond. En revanche, un exercice trop soutenu après le dîner augmente la température corporelle et favorise les insomnies.

L'exercice « bonne nuit »

Couchez-vous sur votre lit et ressentez la tonicité de votre corps : passez tous vos membres en revue comme si vous descendiez une fermeture Éclair allant de la tête aux pieds.

- *Ai-je la tête lourde ?*
- *La nuque contractée ?*
- *Est ce que mon dos est tendu ? À quel niveau ?*
- *Et mon ventre ?*

Faites cette mini-introspection jusqu'aux pieds : « *Comment sont ma nuque, mon dos, mes bras, mes jambes… ?* ».

Ensuite, contractez au maximum vos jambes pendant 8 secondes, puis relâchez-les à 100 % et refaites le même exercice pour toutes les autres parties de votre corps, jusqu'au visage. Finissez en relâchant complètement tous vos membres sur votre lit et fermez les yeux en sentant votre corps léger et parfaitement décontracté.

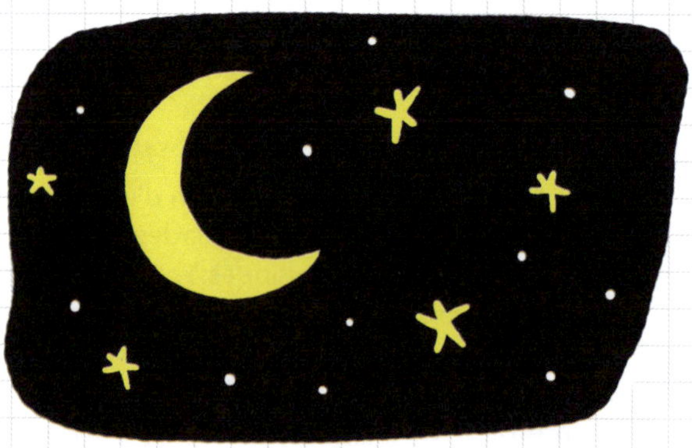

Je tiens mon stress à distance

Face à une situation donnée, vous êtes une boule de nerfs, ne dormez pas et passez votre vie la tête dans le frigo au rayon produits sucrés, alors que la même situation ne fera ni chaud ni froid à votre meilleure amie. Le stress est très personnel. Il est très dépendant de nos croyances, de nos inhibitions et de notre émotivité face à telle situation. Notre éducation joue évidemment un rôle très important dans la nature de notre stress. Quelle que soit la situation, cet état est une alerte qui nous dit que nous ne réfléchissons pas ou n'agissons pas de la bonne façon. Il faut donc trouver le moyen de le mettre à distance tout en le prenant en compte. Et c'est possible en agissant sur tous les plans (mental, corporel et relationnel) !

Vous êtes stressée ?

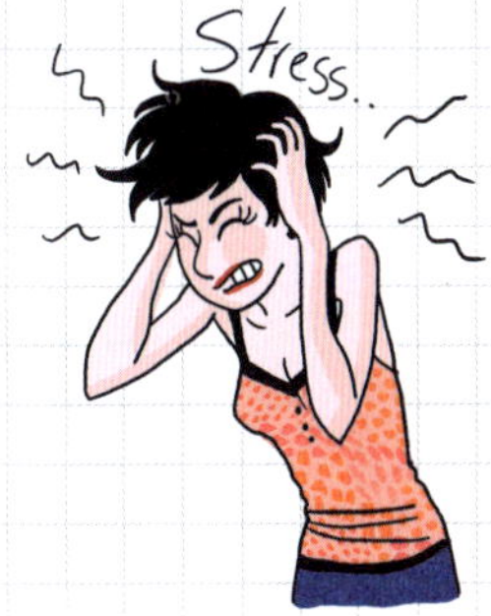

Quand vous êtes tendue, l'émotion négative prend le dessus et vous voilà en vrac… Il vous faut apprendre à réagir différemment !

Changez votre point de vue

Lors de coups de stress, imaginez d'autres solutions et engagez-vous dans une nouvelle voie chaque fois que l'anxiété vous assaille.

Exemple : « J'ai encore repris un kilo et mon tour de taille s'est élargi ! »

Comment penser et faire autrement ?

Bon, pas la peine de me mettre dans tous mes états. Cette semaine, je me sens plus fatiguée et je suis moins attentive à mon programme.
Je reprendrai le challenge lundi. En attendant, je me repose et suis un peu indulgente, j'ai déjà fait de beaux efforts !

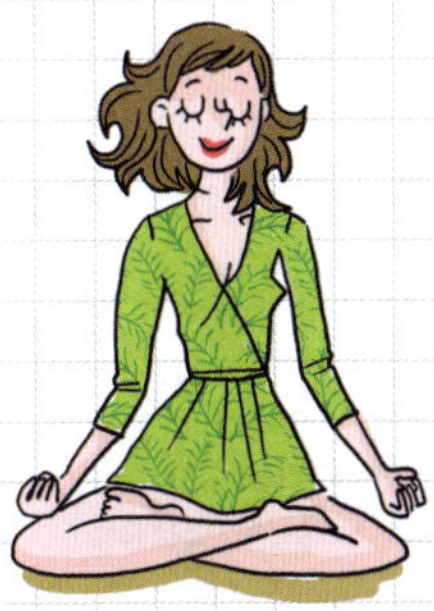

Évitez les jugements personnels

« Je serai toujours aussi bedonnante, je suis mal habillée, j'ai l'air de rien… »
Aïe, vous ne vous aidez pas, bien au contraire !

Comment penser et faire autrement ?

Soyez généreuse et comptez sur l'avis bienveillant des gens qui vous aiment tout en restant critique si vous le voulez. L'opinion qu'ils ont de vous est souvent bien plus juste que la vôtre !

Acceptez d'essayer !

« Selon moi, les régimes, ça ne marche jamais... »
Oh là ! Ne seriez-vous pas un mauvais coach pour vous-même ?

Comment penser et faire autrement ?

Acceptez d'apprendre et de progresser au rythme demandé, ne prenez les rennes que lorsque vos connaissances suffisent à devenir votre meilleure guidance.

Notez ici vos pensées négatives	***Comment penser et faire autrement ?***
Exemple : j'ai encore repris un kilo ! Je n'arriverai jamais à perdre ma bouée, je suis nulle	J'ai pris un kilo parce qu'à un endroit de mon programme, je ne fais plus ce qu'il faudrait. Je m'observe et je rectifie le tir en remplissant mon carnet alimentaire avec des aliments plus adaptés, sans émettre aucun jugement à mon égard. Je vois dans une semaine si je suis sur la bonne voie.
....	....
....	....
....	....
....	....

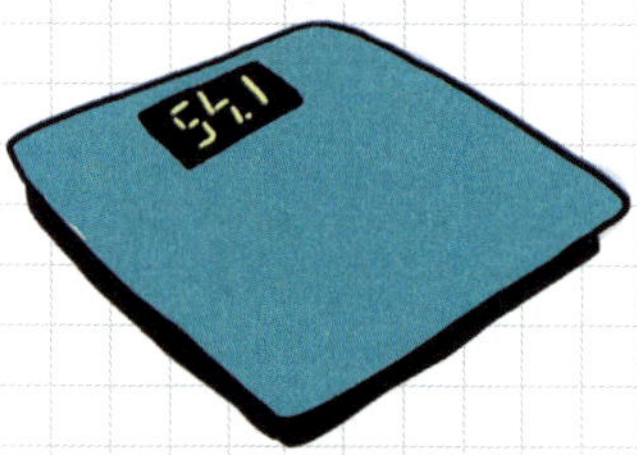

Votre cœur s'emballe parce que vous êtes stressée ? Votre respiration s'accélère et vos pensées s'assombrissent ? En calmant les battements de votre cœur et donc votre respiration, votre cerveau va aussi moins galoper vers des pensées négatives ! La respiration abdominale aide à enclencher ce processus appelé la « cohérence cardiaque ». **Le secret ? Quand vous êtes prête à foncer vers le frigo, faites plutôt quelques respirations abdominales.**

Les massages, c'est le pied !

Ils détendent les muscles, vous mettent en contact avec un praticien bienveillant qui vous aide à trouver un état de bien-être, ils vous font ressentir votre corps et mettent votre esprit en veilleuse… Les massages ont vraiment des vertus anti-stress reconnues.

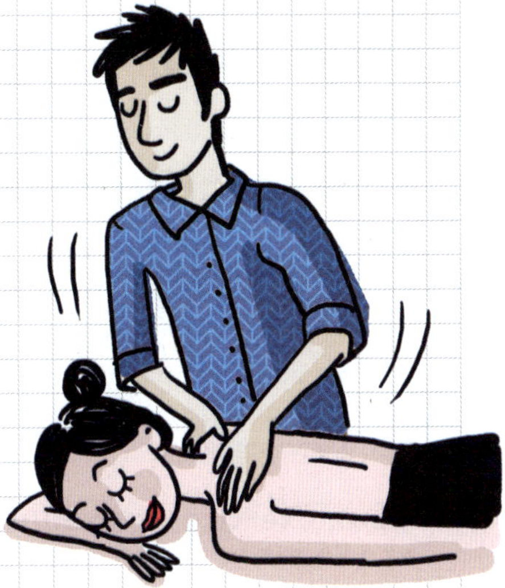

→ Si vous êtes très toniques : essayez le massage suédois ou le massage thaï.

→ Si vous êtes plus émotive : essayez le massage ayurvédique aux huiles chaudes, la réflexologie crânienne ou plantaire…
Bref, faites-vous dorloter !

Les huiles essentielles anti-stress

Ce sont des concentrés d'essence de fleurs, de feuilles, de fruits, d'écorces, de graines ou de racines qui agissent sur la sensation de bien-être et une amélioration de la santé via des propriétés thérapeutiques complexes (bonne digestion, détente musculaire, meilleur sommeil, actions anti-bactériennes, anti-sceptiques, etc.). Elles peuvent être utilisées aussi bien en massage, par voie orale (avec avis médical), qu'en diffusion atmosphérique. Chaque huile essentielle a des spécificités différentes suivant la partie de la plante utilisée.

Comment les utiliser ?

✔ Les huiles essentielles doivent être diluées dans l'eau ou dans une base neutre (une huile végétale par exemple ou un gel douche).
✔ Pas plus de 6 gouttes par jour d'huiles essentielles sont recommandées.
✔ Si vous choisissez de concocter vous-même vos soins corporels, associez-les avec des huiles végétales (de jojoba ou d'amande douce) pour éviter toute irritation de la peau.
✔ Les huiles doivent être diffusées à froid afin de conserver toutes leurs propriétés.

Vous pouvez parfaitement effectuer les massages avec une préparation d'huiles corporelles associées à quelques gouttes d'une des ces huiles essentielles. Elles raffermissent le ventre et facilitent la digestion.

Quelques huiles essentielles pour se détendre

- la camomille
- la lavande
- l'ylang-ylang
- le géranium
- l'orange amère

Gyms douces et ventre plat

Une bonne vitalité digestive avec le Qi gong

Cette gymnastique douce orientale est une méthode globale qui prend tout le corps en compte par la souplesse et l'amplitude des mouvements pratiqués. L'esprit est sollicité à travers la visualisation et l'intention orientée vers un organe particulier. Par la concentration, on apaise le mental et on travaille en pleine conscience. Cette technique permet aussi aux organes chargés de l'élimination des toxines (foie, rate, pancréas, reins) d'être bien stimulés.

Deux exercices quotidiens de Qi gong pour favoriser le bien-être et alléger le ventre

Le matin

1re position : Soutenir le ciel

Debout, jambes mi-fléchies et écartées de la largeur des hanches, les bras sont recourbés au-dessus de la tête, mains jointes et paumes dirigées vers le plafond comme si les membres supérieurs soutenaient le ciel. Dans cette position, étirez les bras en allongeant bien le dos et en ancrant les pieds au sol.
À faire 2 ou 3 fois.

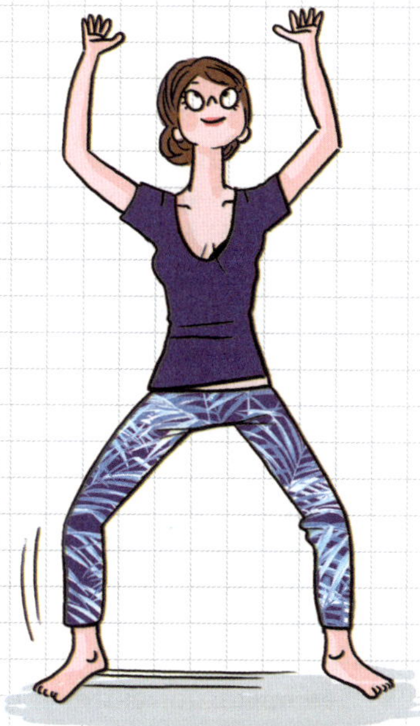

Les bénéfices bien-être : cette position régularise les trois Dan Tian. En medecine taoïste, ce sont les trois points du corps (front, plexus, abdomen) qui assurent le bon fonctionnement de nos organes quand ils sont bien harmonisés. Il favorisent la bonne circulation de l'énergie et agissent comme des brûleurs.

Le matin ou le soir

2e position : Se soulever sur la pointe des pieds

Debout, jambes tendues et pieds joints. Les bras sont tendus au-dessus de la tête. Lentement, montez le plus haut possible sur vos orteils et gardez la position quelques secondes.
À faire 3 fois.

Vous pouvez imaginer un fil qui relie le haut de votre crâne au ciel pour vous tenir le plus droite possible.

Les bénéfices bien-être : l'exercice régule et harmonise l'ensemble du corps. En poussant sur les orteils, on active un point spécifique sur le méridien des reins qui active le travail dépuratif des reins.

> *Le conseil de l'expert Marjorie Paillard, spécialiste en médecine ayurvédique au centre Thalasso & Spa Resort de Carnac*
> - Prenez le temps de bien vous mettre en place et surtout de « prendre racine » en ancrant bien vos pieds dans le sol.
> - Observez et contrôlez bien votre façon de respirer : uniquement par le nez pour vous obliger à ralentir votre respiration.
> - Pensez à « sourire de l'intérieur » en réalisant vos enchaînements. Cette attitude amène une sensation particulière de bien-être.
> - Faites vos exercices avec plaisir et non par contrainte. Si un jour, vous n'en avez pas envie, ne les faites pas.

La sophro randonnée pour mieux ressentir mon corps

Cette technique de marche est de plus en plus souvent utilisée en thalassothérapie.

Vous marchez pendant 45 minutes en vous concentrant sur votre pas, votre corps, votre respiration.
En ressentant physiquement le travail du gainage et de l'alignement de la marche, vous comprenez beaucoup plus facilement ce que signifient « rentrer le ventre » et « respirer par le ventre », car à chaque pas le coach décrit parfaitement le mouvement et le fait apprécier. Vous saisissez mieux où sont vos abdominaux et comment vous en servir !

Vous commencez par des sensations toutes simples à l'extérieur de vous pour mieux comprendre comment fonctionne le corps de l'intérieur. Par exemple, vous fermez les yeux et vous ressentez le mouvement du vent et sa température sur la peau afin d'être mieux connectée avec votre corps et ses sensations.

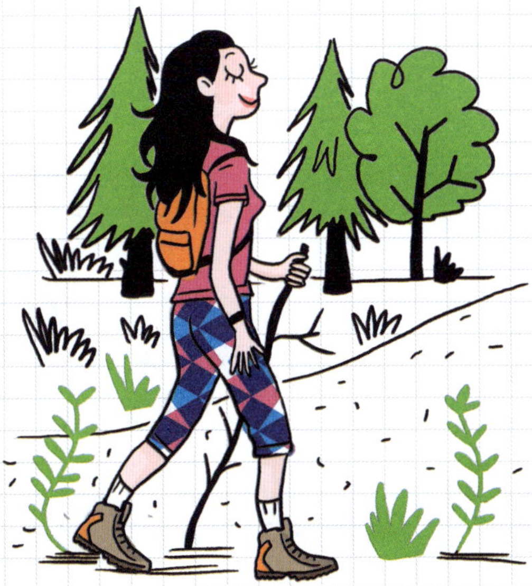

> Ce type de marche permet de se ressourcer et de mieux ressentir les muscles de son corps.

Vous finissez par quelques respirations abdominales tout en profitant du paysage et des éléments de la nature qui vous entourent (vent, chaleur, soleil, silence...).

Pour avoir un ventre plat, faites face à votre stress !

Plus le stress dure et plus les symptômes deviennent handicapants : vous vous sentez fatiguée, vous vous mettez en retrait, vos douleurs deviennent chroniques et votre humeur tourne à la vraie déprime. Dans ces conditions, votre forme est menacée et votre ventre le manifeste par des symptômes précis : crampes, douleurs, inflammations, ballonnements, autant de malaises qui expriment que quelque chose ne tourne pas rond ! Le stress mal géré est au mental ce que la douleur est au physique : un indicateur de dysfonctionnement. Reconnaître dans quelles situations vous êtes le plus stressée peut vous aider à affronter ces moments avec plus de sérénité, et garder une alimentation saine en évitant les grignotages compulsifs !

À quel type de stress suis-je la plus sensible ?

Répondez à ces 10 affirmations en cochant la case ■ si la situation rencontrée est une grande source de stress pour vous, ● si votre stress est moyen, et ▲ si votre stress est faible.

Je me pèse quotidiennement car j'ai peur de prendre du ventre
■| Stress fort ●| Stress moyen ▲| Stress faible

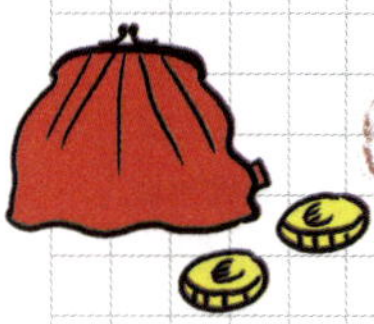

Financièrement, je suis dans le rouge à la fin du mois
■| Stress fort ●| Stress moyen ▲| Stress faible

Mon entreprise va déménager et s'installer à un autre endroit de la ville
■| Stress fort ●| Stress moyen ▲| Stress faible

Visiter un site Internet et son cortège de clics
■| Stress fort ●| Stress moyen ▲| Stress faible

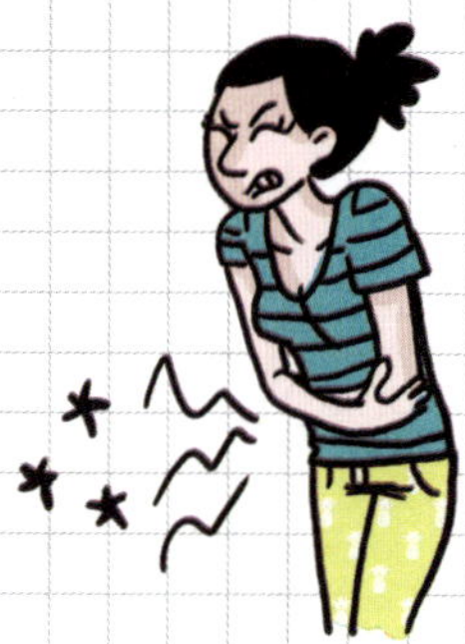

La chaudière est en panne, j'ai des frais inattendus
■| Stress fort ●| Stress moyen ▲| Stress faible

J'ai encore mal au ventre, mais qu'est-ce que j'ai ?
■| Stress fort ●| Stress moyen ▲| Stress faible

Je dois trier une pile de papiers administratifs
■| Stress fort ●| Stress moyen ▲| Stress faible

Je me rends à un rendez-vous et je n'ai pas le temps de me préparer

■| Stress fort ●| Stress moyen ▲| Stress faible

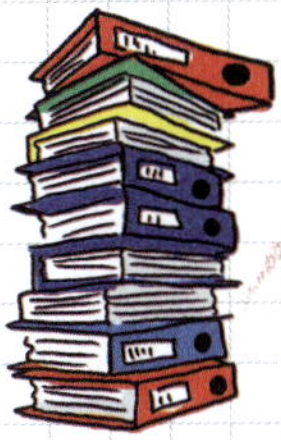

À la moindre alerte d'épidémie de gastro-entérite, je somatise

■| Stress fort ●| Stress moyen ▲| Stress faible

Demain, c'est mon premier jour dans mon nouveau job

■| Stress fort ●| Stress moyen ▲| Stress faible

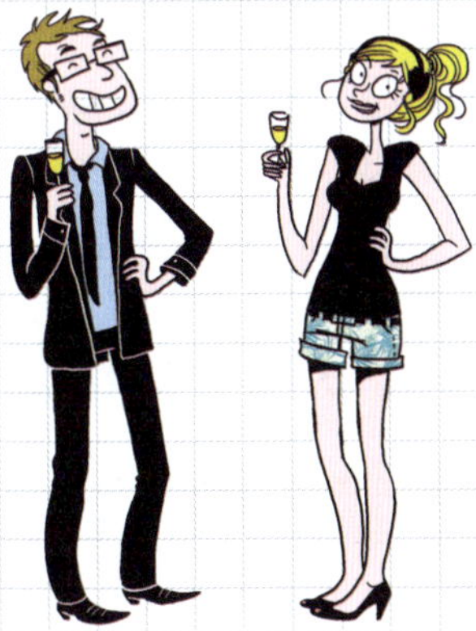

Faites les comptes !

■	●	▲

Résultats du test

Si vous avez plus de 7 ■ : vous êtes hypersensible au stress.
Entre 4 et 7 ■ : vous êtes relativement affectée par le stress.
Entre 0 et 3 ■ : vous êtes plutôt zen !

Si vous avez répondu ■ aux affirmations 1 et 10 : vous stressez face aux changements de vie.
Aux affirmations 2 et 5 : vous angoissez face aux situations liées aux problèmes financiers.
Aux affirmations 3 et 8 : vous stressez face aux situations qui touchent à l'image de soi.
Aux affirmations 4 et 7 : vous réagissez mal face aux situations compliquées de la vie pratique.
Aux affirmations 6 et 9 : vous stressez face aux situations liées à la santé.

Maintenant que vous savez quelles sont les causes les plus fréquentes de votre stress, essayez de voir le problème autrement puisque votre prisme et votre point de vue vous incitent à avoir des émotions négatives. N'oubliez pas que le stress quand il est néfaste est un signal pour vous dire que vous vous adaptez difficilement à une situation.
Préservez votre ventre : faites des exercices de respirations abdominales, faites une marche digestive, massez-vous. C'est le premier pas vers une amélioration de votre stress. N'essayez pas de passer en force !

4e semaine

Objectif nutrition : Je fais une cure détox

Un environnement difficile qui engendre stress, fatigue, mauvaises habitudes… Notre organisme a parfois bien du mal à évacuer les toxines accumulées et s'engorge. Ce processus ne facilite pas la perte de poids ni une bonne digestion. Résultats : les intestins sont moins toniques et le ventre est ballonné, douloureux. Difficile à ce stade de faire des exercices qui poutant nous feraient du bien. Certains aliments et modes alimentaires permettent de se débarrasser des toxines plus facilement : alors on s'y met !

C'est quoi une cure détox ?

Ce mode d'équilibre alimentaire ponctuel (une à deux fois par an) va vous permettre de « nettoyer » votre corps pour l'aider à mieux fonctionner. Votre organisme est normalement capable d'éliminer seul les toxines, mais en période de stress, de fatigue ou suite à des excès, la cure détox peut-être un excellent coup de pouce.

À quel moment faire une cure ?

Une cure détox peut se faire à tous moments : après une période alimentaire trop riche comme des fêtes de famille, ou en hiver lorsque vous manquez de tonus…

Le plus de la cure détox, c'est qu'elle est courte. Attention, ce n'est pas une cure amaigrissante.

Combien de temps ?

Le mieux est de prévoir 3 à 6 jours de détox, lors de chaque changement de saison. On peut ainsi détoxifier le corps tout en le reminéralisant grâce à une alimentation riche en vitamines et en sels mineraux.

Black-list des aliments à éviter

- Les aliments raffinés : pains blancs, sucre blanc, plats préparés, gâteaux industriels.
- Les aliments qui contiennent du gluten (blé).

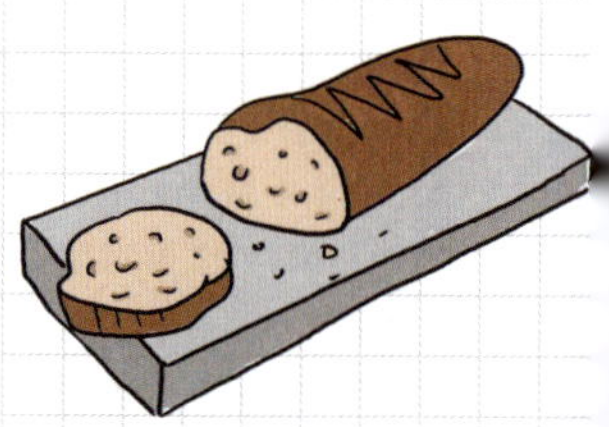

- L'alcool et toutes les boissons sucrées.
- Les aliments très sucrés.
- Les aliments composées de graisses saturées (charcuteries, chips, frites, beurre…).

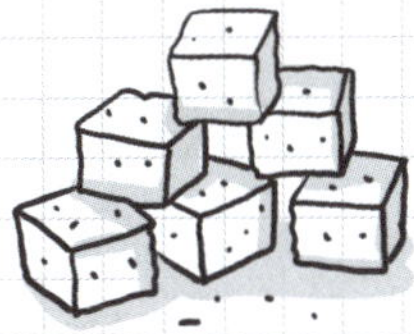

Oui aux boissons détoxifiantes !

Privilégiez le thé, la tisane, l'eau et les boissons riches en vitamines et oligo-éléments (soupes, bouillons).

Le matin, essayez l'eau chaude avec un filet de citron : idéal pour stimuler les voies digestives.

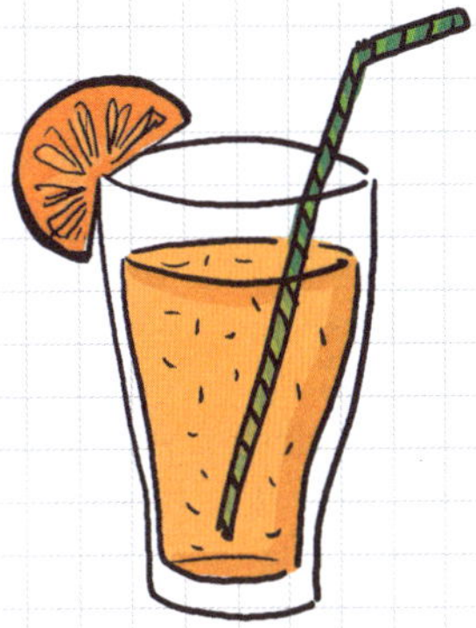

Bouillon thaï détoxifiant

Ingrédients pour 2 personnes

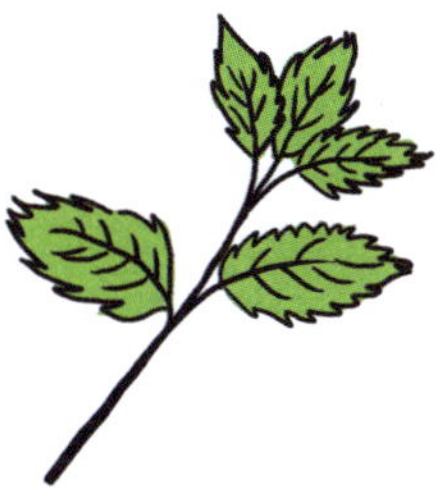

- 60 ml d'eau de coco
- 2 g de gingembre frais
- 40 g de concombre
- 25 g d'échalote
- 35 g de coriandre fraîche
- 35 g de menthe fraîche
- 1 bâton de cannelle
- Huile d'olive
- Sel fin, poivre du moulin
- Curcuma

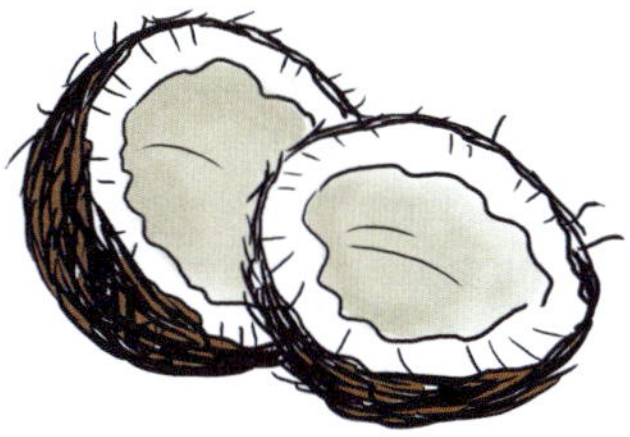

Mixer l'échalote et le gingembre, puis les faire suer quelques minutes avec le curcuma dans un peu d'huile d'olive.
Ajouter ensuite le concombre finement détaillé, la coriandre, la menthe et le bâton de cannelle.
Mouiller le tout avec l'eau de coco, puis ajouter environ 2 litres d'eau.
Porter à ébullition puis laisser cuire 20 minutes (cuisson frémissante).
Passer le tout au chinois étamine avant de servir bien chaud.
À siroter à tout moment de la journée pendant votre cure détox !

Je respecte le rythme de mon corps

Je mange au bon rythme

- Mangez lentement et mâchez bien vos aliments avant de les avaler.

- La mastication favorise la production d'enzymes digestives et améliore la digestion du bol alimentaire.

- Ne sortez pas de table avec le ventre plein. Il est préférable que vous ayez encore un peu faim.

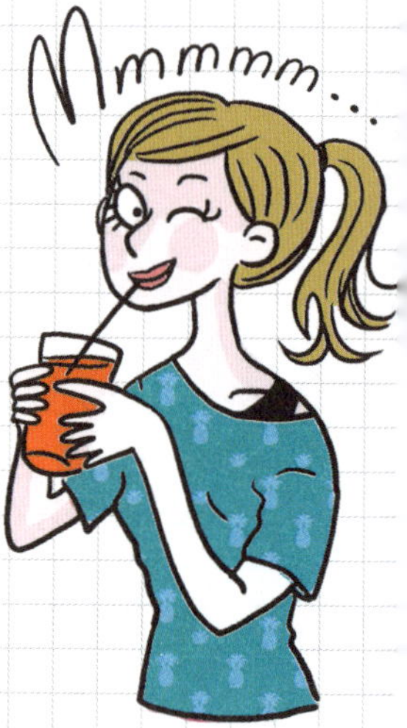
Mmmmm...

- Buvez des « green smoothies » faits à 70 % de légumes verts et à 30 % de fruits (un litre par jour), ils sont très riches en antioxydants et en chlorophylle qui reboostent et dépolluent très efficacement l'organisme. À garder au frais.

- Prenez le temps de vous mettre à table, ne mangez pas debout ! Installez-vous dans une position dans laquelle votre ventre n'est pas compressé.

J'adopte la technique du chat pour faciliter ma digestion

→ Cette technique permet de masser le ventre dans une position où le ventre est tour à tour contracté puis complètement relâché.

Placez-vous en position quadrupédique à l'aplomb de vos épaules et de vos hanches. Inspirez par le nez en gonflant votre ventre, dos plat et tête dans son prolongement. Puis, expirez par la bouche en serrant le périnée et en rentrant le ventre au maximum (comme s'il était aspiré par la colonne).

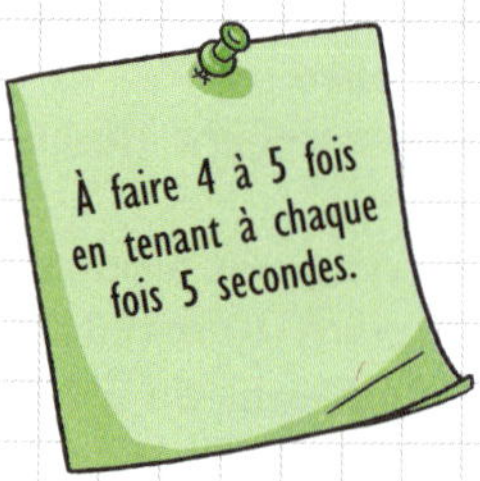
À faire 4 à 5 fois
en tenant à chaque
fois 5 secondes.

Je détoxifie mon organisme avec 2 auto-massages

Chaque massage peut correspondre précisément à la stimulation d'un organe. Le foie par exemple a pour fonction d'assainir le sang, tandis que les reins se chargent de la purification des liquides. Ils sont tous deux associés à la vésicule biliaire pour l'un et la vessie pour l'autre qui ont pour rôle d'amener l'énergie à tous les organes. Un vrai tandem énergétique qui ne doit être ni ralenti ni parasité par des toxines !

Le matin : je draine mes reins

Comment faire ?

Mettez-vous debout, jambes écartées de la largeur des hanches, et placez la pulpe de vos pouces de part et d'autre de la colonne vertébrale, juste à la naissance des fesses. Faites simultanément des petits cercles dans le sens des aiguilles d'une montre pour le pouce gauche, à l'inverse pour le droit.

Le bénéfice détox : grâce à ce massage, les toxines sont éliminées via le système lymphatique.

Le soir : je désengorge mon foie

Comment faire ?

Asseyez vous jambes mi-fléchies. Faites une rotation du tronc vers la droite en plaçant la main droite au sol derrière vous et la gauche en appui sur votre genou droit. Restez dans cette position pendant quelques secondes. À refaire 3 à 4 fois. Vous pouvez faire la même chose à gauche pour stimuler l'action digestive de l'estomac.

Le bénéfice détox : cette torsion ciblée précisément sur le foie permet de le rendre plus tonique et de stimuler son action dépurative.

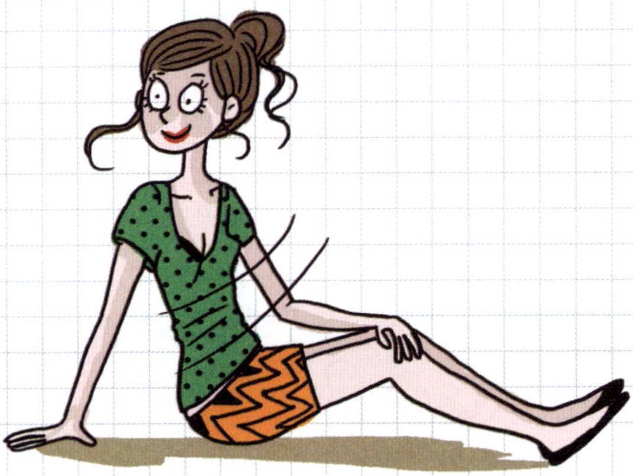

Pour bien faire fonctionner mes reins et mon foie, je mange : des artichauts, des betteraves rouges, des radis noirs, du fenouil, qui sont d'excellents épurateurs de ces organes.

Une cure détox sur 3 jours qui a du goût

La Thalasso Sofitel de Quiberon et son chef, Patrick Jarno, vous aident à vous initier à une cure détox avec des repas et des recettes proposés au cours d'une cure escale détox. C'est délicieux, les recettes sont simples, facile à préparer et les ingrédients faciles à trouver. À vous de jouer !

Premier jour

Petit déjeuner

Boisson détox : jus de citron chaud additionné de poivre de Cayenne et de gingembre
Tisane de queues de cerise (aux propriétés diurétiques)
Fromage de chèvre frais
Pain sans gluten (par exemple riz-maïs)
Compote pomme-pruneau (pour un meilleur transit) sans sucres ajoutés, sans édulcorant

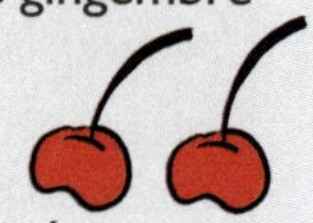

Déjeuner

Jus de concombre
Poireau vapeur, vinaigrette de betterave rouge

Pavé de saumon mariné et son jus de citron vert

Ingrédients : *2 pavés de saumon de 120 g pièce, 30 g de poireaux, 30 g de carottes, 2 citrons verts bio, 2 anis étoilés, 25 g de miel, sel et poivre*

1/ Préparer la marinade. Mixer l'anis étoilé afin de le réduire en fine poudre. Verser dans un plat creux le jus des 2 citrons, le zeste d'un citron puis ajouter l'anis étoilée, le miel chaud et mélanger au fouet.

2/ Placer les saumons dans le plat et laisser mariner au réfrigérateur pendant 5 à 6 heures. Tailler les poireaux et les carottes épluchées en fine julienne, et les faire précuire à la vapeur pendant 2 minutes.

3/ Préchauffer le four à 180 °C (th. 6). Égoutter délicatement les pavés de saumon et les déposer dans un plat avec les légumes. Passer la marinade au chinois dans une casserole et la faire réduire sur feu moyen jusqu'à obtenir une glace (consistance d'un caramel liquide). Saler et poivrer le saumon, puis à l'aide d'un pinceau enduire chaque morceau de la marinade réduite.

4/ Enfourner les pavés de saumon 7 à 8 minutes. Avant de servir, passer le saumon sous le gril pour le faire caraméliser 2 minutes à feu moyen. Servir avec le jus de citron vert tiède dans une saucière accompagnant chaque assiette.

Purée de céleri
Salade de fruits frais à la cannelle

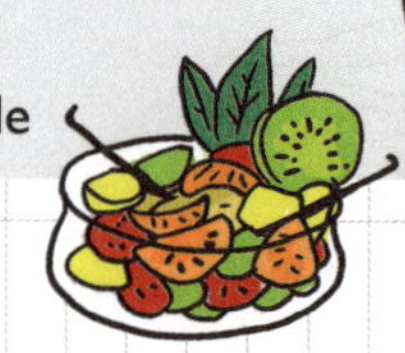

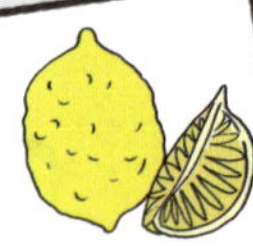

Le jus de citron est un excellent stimulant pour détoxifier le foie et la vésicule biliaire. Le saumon est facile à digérer et très riche en acides gras insaturés. Les légumes vapeur sont riches en fibres et gardent toutes leurs vitamines et oligo-éléments.

Dîner

Bouillon thaï

Émincé de fenouil aux figues fraîches

Ingrédients : *½ bulbe de fenouil par personne, 4 figues fraîches, 1 citron, 2 c. à s. de vinaigre de framboises*

1/ Couper le fenouil en fines lamelles et les réserver.

2/ Faire cuire à feux doux les figues coupées en 2 dans le vinaigre pendant quelques minutes. Mélanger puis ajouter le fenouil, arroser le tout d'un filet de jus de citron et laisser cuire encore quelques minutes. Servir aussitôt !

Moussaka d'aubergines aux blancs de seiche

Riz au lait d'amandes et ses raisins secs

Deuxième jour

Boisson détox : jus de citron chaud additionné de poivre de Cayenne et de gingembre

Petit déjeuner

Yaourt de brebis

Muesli aux graines de courge

Jus de carotte frais (draine le foie)

Déjeuner

Jus de fenouil (épure les fonctions digestives)

Tartare de tomates et mangue confite

Papillote de lieu jaune et ses champignons aux herbes

Sauté de courgettes à la pomme

Pain d'épice à la châtaigne

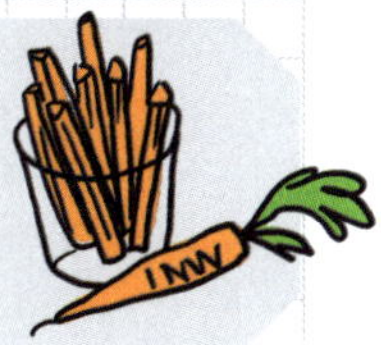

Dîner

Bouillon d'algues et de légumes

Ratatouille froide et sa crème de curry

Poêlée de tofu et ses tagliatelle sans gluten (ingrédients en magasin bio)

Poêlée de poires au sirop d'érable et son pralin de noisettes

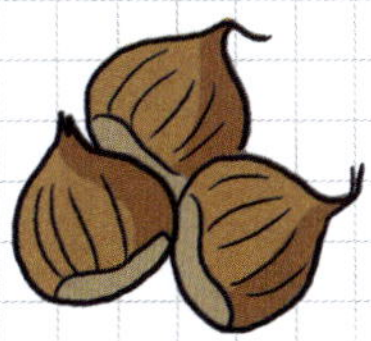

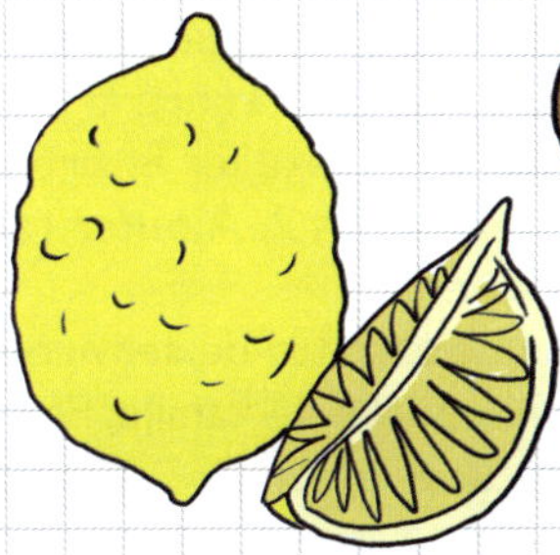

Troisième jour

Petit déjeuner

Boisson détox : jus de citron chaud additionné de poivre de Cayenne et de gingembre
Tisane de mélisse (relaxante)
Omelette aux blancs d'œufs
Pain des fleurs au sarrasin (en magasin bio)
Bol de fruits secs et oléagineux (baies de Goji, abricots, canneberges, amandes et noix)

Déjeuner

Jus de betterave
Salade de concombre à la coriandre
Dos de bar à la fleur de sel, crème de fenouil au soja
Riz complet
Compotée de fruits rouges au miel

Dîner

Bouillon à la carotte et à l'orange

Gâteau d'artichaut à la chair de crabe et sa crème d'avocat

Ingrédients : ½ tomate par personne, 3 fonds d'artichaut par personne, 40 g d'avocat, 100 g de chair de crabe, 75 ml de crème de soja, citron, sel et poivre

1/ Émonder, épépiner et détailler en petits cubes les tomates. Les mélanger avec la chair de crabe, la crème de soja, saler et poivrer.

2/ Mixer l'avocat avec quelques gouttes de jus de citron. Détailler les fonds d'artichaut en fines tranches.

3/ Utiliser un cercle à pâtisserie pour dresser : mettre une tranche de fond d'artichaut, puis une couche de préparation à la chair de crabe et une nouvelle tranche de fond d'artichaut. Renouveler cette opération pour faire deux étages et finir par une tranche de fond d'artichaut. À l'aide d'une poche à douille, disposer la crème d'avocat sur chaque gâteau, puis servir.

Les fonds d'artichaut dynamisent le travail du foie, et les avocats sont très riches en antioxydants pour stimuler les défenses de l'organisme.

Galette de millet et sa poêlée de fonds d'artichaut

Ananas rôti au sirop d'érable et ses cranberries

Ingrédients : 2 ananas, 30 g de sirop d'érable, 1 gousse de vanille, 120 g de cranberries

1/ Détailler les ananas en quartier épais (environ 160 g par personne) après en avoir retiré la partie centrale.

2/ Dans une poêle, faire chauffer le sirop d'érable et la gousse de vanille fendue en 2. Ajouter l'ananas et le faire caraméliser légèrement.

3/ Dresser dans une assiette de service 2 quartiers d'ananas et 1 demi-gousse de vanille. Parsemer de 30 g de cranberries et déguster aussitôt.

Très riche en enzymes digestives, l'ananas est un excellent moyen d'améliorer la digestion en fin de repas, et ainsi de faciliter le travail de l'estomac. Les cranberries sont très riches en antioxydants et ont des effets bénéfiques sur le système urinaire.

Mon bilan « ventre plat »

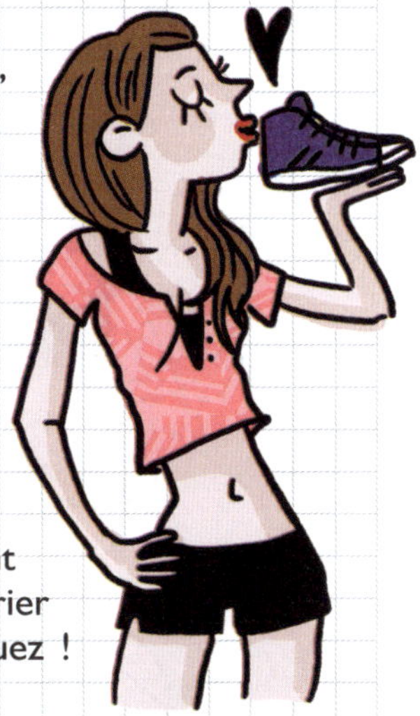

Quatre semaines se sont écoulées ! Et si vous avez bien travaillé, vous devez voir les résultats sur votre ventre : plus ferme, plus dessiné, moins ballonné… Il vous donne beaucoup plus de satisfaction sur tous les plans.

Bravo ! Vous avez réussi à mettre vos objectifs au diapason de vos compétences en progressant pas à pas, semaine après semaine, plutôt que de vous infliger un régime drastique et douloureux qui aurait mis à mal votre santé et votre bonne humeur !
Maintenant, il faut arriver à garder ce joli ventre plus plat et plus musclé qui vous donne une allure jeune et dynamique. Pas question de saper votre motivation en estimant que ces 4 semaines sont votre effort de guerre contre les kilos ! Il y a d'ailleurs fort à parier qu'elles n'ont pas été trop pénibles. Au contraire. Alors, continuez ! Gardez le rythme et ce mode de vie qui vous fait tant de bien.

La clé de votre succès, c'est avant tout le plaisir
Le plaisir de manger, de bouger, mais aussi celui d'apprendre à mieux vous connaître, d'être indulgente avec vos petites faiblesses et vous récompenser de vos progrès. Vous savez mieux que n'importe qui ce qui vous fait du bien et vous avez le droit de bien vous occuper de vous ! Vous savez aussi maintenant qu'il est inutile de courir derrière des désirs qui ne sont pas réalisables comme celui d'avoir un corps de top modèle quand on a de façon innée un joli corps aux courbes sensuelles. De désir, on passe très vite à « exigences » et le pas est aussi vite franchi : vous vous forcez à manger peu, à perdre des kilos beaucoup trop vite, sans jamais vous sentir réconforter par une image qui devrait vous satisfaire. Stop ! Les régimes inadaptés, au placard !

10 règles de bon sens

Avec ces grands principes en tête, vous garderez votre poids de forme et un ventre bien ferme toute votre vie.

1 - Le sucre n'est pas un refuge pour tous les petits tracas de la vie

C'est tentant, bien sûr ! Essayez vraiment, en priorité, de perdre cette habitude de manger des bonbons, des gâteaux ou des viennoiseries qui n'ont vraiment que peu d'intérêt nutritionnel même s'ils adoucissent votre vie… mais aussi votre ventre. Vous pouvez vous déshabituer très vite au goût du sucre. C'est une question d'habitude et de volonté.

2- Ne faites pas de troc !

« J'ai couru pendant une heure donc, je peux manger un Paris-Brest ».
Non, c'est un mauvais calcul.
Il n'y pas d'interdiction aux gâteaux, mais habituez-vous à les manger seulement quand vous en avez *vraiment* envie, et préparez-vous à les déguster *sans une once de culpabilité*, c'est un pas très important pour vivre un mode de vie minceur assumé.

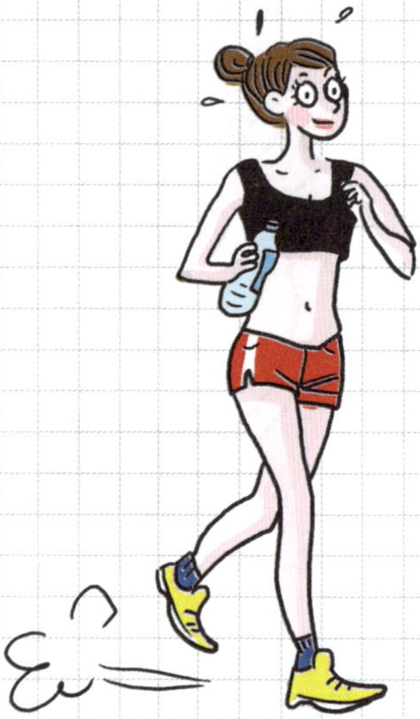

3- Vous n'avez pas besoin de courir des kilomètres pour perdre des calories

Si vous êtes vraiment en surpoids, il est préférable de miser d'abord sur une alimentation plus saine et moins calorique pour perdre du poids. Une fois que vous avez perdu un ou deux kilos et que vos nouvelles habitudes sont bien ancrées, mettez-vous à l'activité physique. Tout sera plus facile si vous vous vous sentez plus légère…

Choisissez plutôt les activités dans l'eau où on se sent « portée », alors que l'effort musculaire reste important.

4- Bougez au moins 30 minutes par jour

Marcher est vraiment la meilleure des options si vous n'avez pas d'autres envies ou d'autres solutions. La règle, c'est de bien marcher (☛ p. 10). Du coup, la balade est un véritable exercice physique à la fois cardio-vasculaire et tonifiant, et votre ventre n'est pas en reste : non seulement il remplit mieux ses fonctions digestives mais il se muscle aussi !

N'oubliez pas d'alterner activités cardio-vasculaires et activités tonifiantes pour rester mince et galber votre corps.

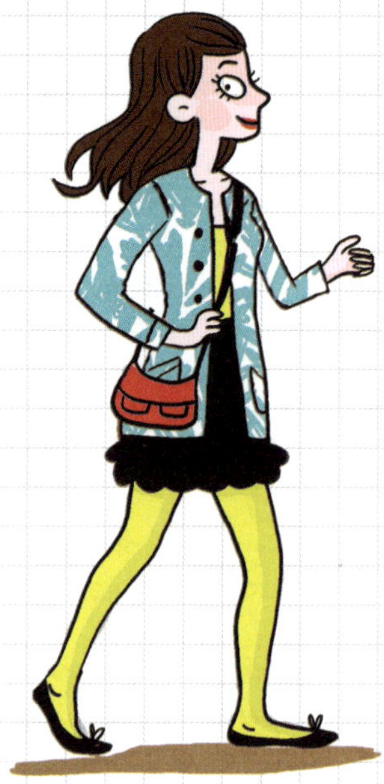

5- Ne tombez pas dans une routine alimentaire

Soyez créative, découvrez de nouveaux aliments, inventez des recettes, copiez-les…

Et pensez toujours à bien doser : sel, sucres et graisses (les aliments pour lesquels on a la main vraiment lourde en général !).

6- Ayez toujours en tête la liste des aliments rassasiants (☛ p. 44).

7- Variez vos méthodes de cuisson, pour une alimentation riche en nutriments essentiels (☛ p. 45 à 46).

8- Éduquez vos enfants à une alimentation saine en leur transmettant ce que vous savez. Cette une très bonne méthode pour ancrer chez vous un nouveau mode de vie.

9- Sachez dire OUI au plaisir de manger

En particulier au restaurant ou lors d'un repas festif. Et sachez dire STOP, si vous estimez que vous reprenez trop de mauvaises habitudes (☛ p. 66 à 67).

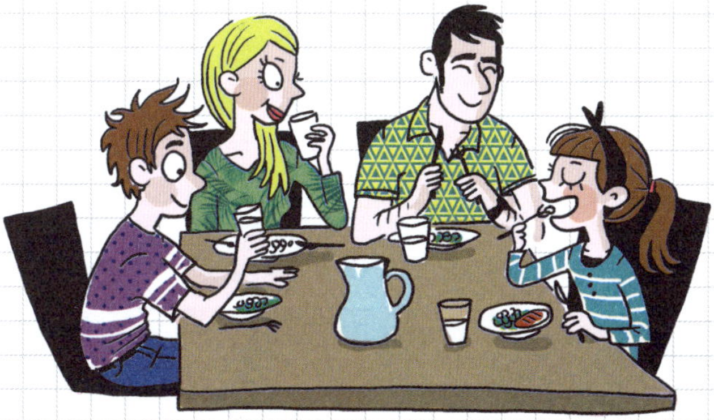

10- Récompensez-vous autrement que par l'alimentation…

Sortez, voyagez, dansez, partagez, acceptez un compliment, il y a mille façons de voir la vie en rose et de se sentir bien dans sa peau !

Savourez ce cahier comme un compagnon de votre nouvelle vie, feuilletez-le à tout moment, vous y découvrirez toujours une nouvelle astuce !

Faites le bilan de vos 4 semaines minceur et « ventre plat »

Notez ici vos résultats et prenez conscience de vos efforts !

Début et durée de mon entraînement ....

Mon poids aujourd'hui ....

Mon tour de taille actuel ....

Ma taille de pantalon actuelle ....

Nombre de kilos perdus ....

Il me reste à perdre ....

Ventre gainé ? OUI ☐ Pas assez ☐

Mes exercices cardio préférés

....

....

....

....

....

....

....

....

....

....

....

....

Mes exercices abdos préférés

....

....

....

....

....

....

....

....

....

....

....

....

Et après ?

La stabilisation de votre poids mais aussi la progression dans vos activités physiques restent les maîtres mots pour **garder un ventre plat** et une silhouette affinée.

Gardez en tête qu'il ne faut pas consommer plus de calories que vous n'en avez brûlées. C'est comme un compte en banque ! Ça se gère !

✔ Si vous faites des excès alimentaires pour une période donnée, pensez à marcher plus longtemps et plus souvent, à augmenter le nombre de séries d'abdominaux ou à faire une activité physique plus intense.
✔ Si vous ne pouvez pas faire beaucoup de sport pour un temps, veillez à réduire vos apports caloriques et à manger des aliments qui protègent votre masse musculaire.

Surtout, évitez-vous des contraintes inutiles. C'est le bon équilibre entre la nutrition et l'activité physique, en fonction de vos besoins et de vos envies, qui signe la formule presque magique pour être en forme et belle toute l'année !

Mes notes perso

# Remerciements

Ce cahier est dédicacé tout spécialement à Philippine.

Merci à :

Nathalie Hutter, nutrionniste, auteur du livre *Mince alors !*, paru aux éditions Odile Jacob en 2011.

La thalassothérapie de Brides-les-Bains (spécialisée dans le surpoids) et à Thierry Giannini, chef de cuisine de l'hôtel-restaurant Le Golf, pour ces recettes gourmandes recueillies dans son livre *Mince avec Brides-les-Bains*, paru aux éditions Solar en 2012.

Emma Delahaye, professeur de Pilates.

La Thalasso de Quiberon et son chef Patrick Jarno, pour leur programme et leurs recettes proposés dans le cadre des cures détox.

Nadine Ker Armel, diététicienne.

Thierry Maquet, professeur au STAPS de l'université de Créteil.

Marjorie Paillard, spécialiste en médecine ayurvédique au centre Thalasso and Spa Resort de Carnac.

Chantal Lehmann, thérapeuthe corporel à Boulogne-Billancourt.

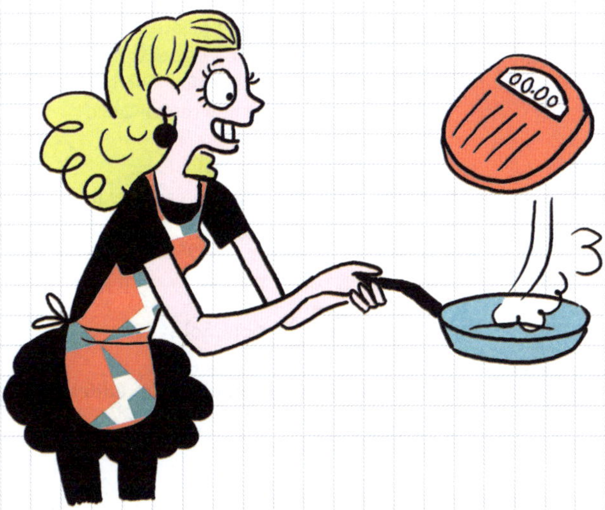

Découvrez tous nos cahiers pratiques et notre catalogue sur :
www.solar.fr

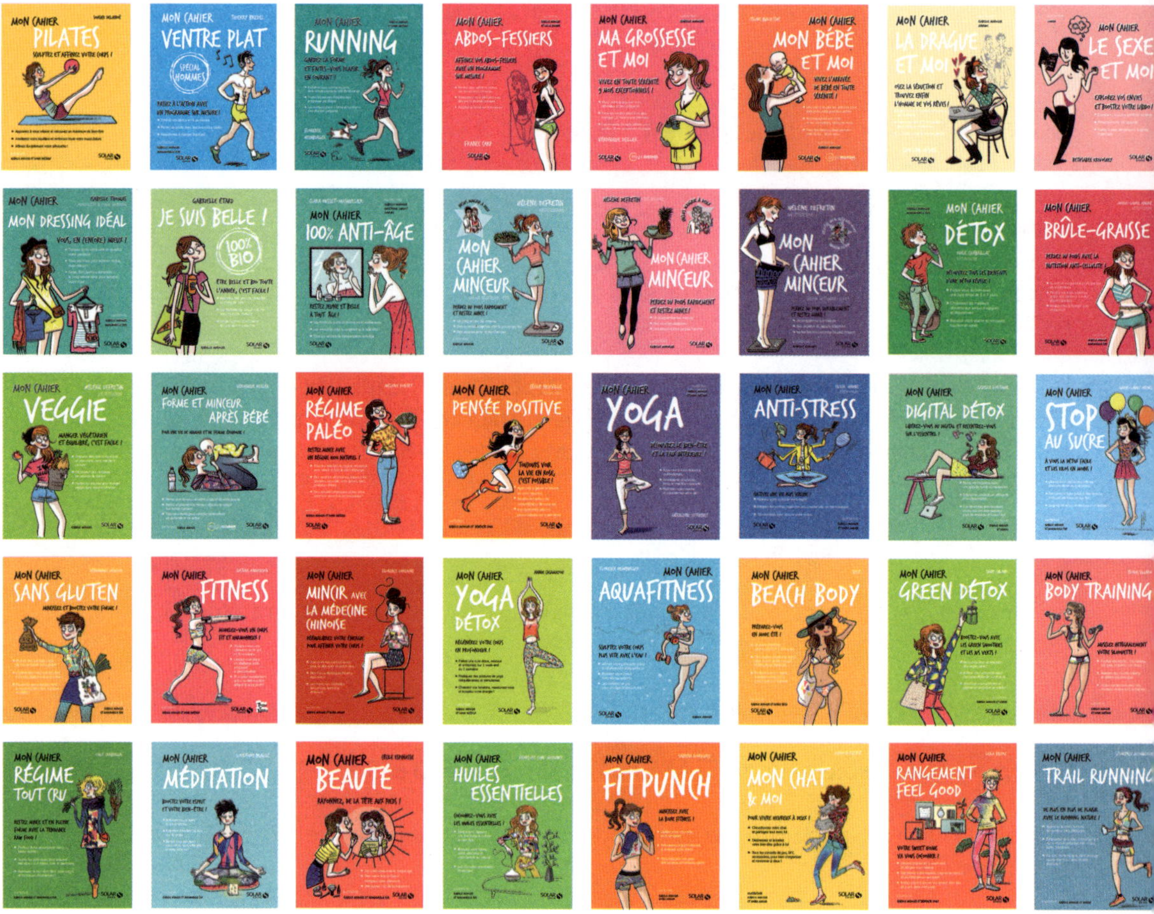

Direction : Jean-Louis Hocq
Direction éditoriale : Suyapa Hammje
Direction d'ouvrage : Juliette Collonge
Édition : Diane Monserat
Mise en pages : Sébastien Chenaud
Fabrication : Céline Premel-Cabic

ISBN : 978-2-263-14950-4 - Code éditeur : S14950/03 - Dépôt légal : janvier 2017
Imprimé en France par ime by estimprim

HarmonieSolar

Solar | un département **place des éditeurs**

place
des
éditeurs